Upika Jain
Saubhagya Agrawal
Nimish Agarwal

Transplante Capilar em OMFS

Upika Jain
Saubhagya Agrawal
Nimish Agarwal

Transplante Capilar em OMFS

ScienciaScripts

Imprint

Any brand names and product names mentioned in this book are subject to trademark, brand or patent protection and are trademarks or registered trademarks of their respective holders. The use of brand names, product names, common names, trade names, product descriptions etc. even without a particular marking in this work is in no way to be construed to mean that such names may be regarded as unrestricted in respect of trademark and brand protection legislation and could thus be used by anyone.

Cover image: www.ingimage.com

This book is a translation from the original published under ISBN 978-620-8-11667-5.

Publisher:
Sciencia Scripts
is a trademark of
Dodo Books Indian Ocean Ltd. and OmniScriptum S.R.L publishing group

120 High Road, East Finchley, London, N2 9ED, United Kingdom
Str. Armeneasca 28/1, office 1, Chisinau MD-2012, Republic of Moldova, Europe
Printed at: see last page
ISBN: 978-620-8-16038-8

<u>**RECONHECIMENTO**</u>

É com um profundo sentimento de gratidão que saúdo o Senhor Todo-Poderoso por me ter dado o tempo e a vontade de concluir esta dissertação.

Gostaria de agradecer ao **Dr. Manish Goyal**, Diretor da TMDC&RC, pelo seu apoio constante e por ser uma fonte de enorme inspiração.

Os meus mais sinceros agradecimentos ao **Dr. Nandakishore D**, Professor e Diretor do Departamento de Cirurgia Oral e Maxilofacial, pela sua orientação e ajuda na realização desta dissertação da Biblioteca, com a maior sinceridade e gratidão. Foi um privilégio preparar esta dissertação sob a orientação competente do meu venerado professor, que trabalhou ativamente para me proporcionar o tempo académico protegido para perseguir os meus objectivos e que também me ajudou a compilar os enormes dados do estudo e sem o qual eu não teria conseguido terminar a minha dissertação de Biblioteca.

Estou extremamente grata à **Dra. Durga Shankar Gupta**, Professora, pelos seus excelentes ensinamentos, apoio, orientação e ajuda durante todo o processo.

Os meus agradecimentos especiais ao **Dr. Nimish Agarwal e** à **Dra. Saubhagya S. Agrawal** Reader, que me proporcionaram uma orientação pessoal e profissional alargada e me ensinaram muito sobre a investigação científica e a vida em geral.

Estou grato ao **Dr. Gaurav Verma** e ao **Dr. Nakul Chaudhary**, professor catedrático, por me terem proporcionado o ambiente académico ideal para a realização da minha dissertação.

As palavras não seriam suficientes para exprimir o meu profundo sentimento de gratidão para com os meus pais pelo seu apoio incessante, ininterrupto, inabalável e incondicional. Um agradecimento especial aos meus pais, **S r a . Anita Jain e Sr. Kamal Kumar Jain**, e aos meus irmãos, **Sr. Rajeev Jain, Sra. Deepanshi Jain e Sr. Rishank Jain**, por terem sido sempre uma fonte de apoio e conforto constante para mim.

Agradeço também aos meus colegas de turma, **Dr. Ali Qamar, Dr. Arghya Upadhaya, Dr. Mimansa Daftary e Dr. Shubham Mishra**, que também me ajudaram a compilar os enormes dados do estudo, e agradeço-lhes a sua amizade, o seu amor e o seu apoio incondicional.

Cada um dos membros do meu Comité de Dissertação proporcionou-me uma vasta orientação pessoal e profissional e ensinou-me muito sobre a investigação científica e a vida em geral.

Por último, com um profundo sentimento de gratidão, quero saudar o Senhor Todo-Poderoso por me ter dado o tempo e a inclinação necessários para concluir esta dissertação.

Dr. Upika Jain

Índice

S. No.		Abbreviations
1.	MPA	Male Pattern Adrogenic Alopecia
2.	FPHL	Female pattern hair loss
3.	AGA	Androgenetic Alopecia
4.	MAGA	Male Androgenetic Alopecia
5.	FUE	Follicular Unit Extraction
6.	FUT	Follicular Unit Transplant
7.	LLL	Low Level Laser

<u>INTRODUÇÃO</u>

Historicamente, o cabelo tem sido uma fonte de orgulho para os seres humanos e é uma caraterística distintiva que adorna e protege. É também uma das nossas caraterísticas mais variáveis. As grandes diferenças de cor, densidade, textura, comprimento e estilo distinguem as diferentes raças e grupos étnicos. O penteado e o adorno do cabelo evoluíram ao longo dos tempos. Atualmente, tanto os homens como as mulheres valorizam a moda do cabelo e os produtos para melhorar a sua aparência. Tendo em conta o significado atribuído ao cabelo, é fácil compreender porque é que a queda de cabelo causa frequentemente um grande sofrimento emocional e porque é que as pessoas procuram o restauro capilar. O cabelo desempenha um papel fundamental na perceção de si próprio e está frequentemente associado à vitalidade da juventude.

Um cirurgião que efectua um transplante capilar deve ter uma compreensão básica da anatomia e fisiologia do cabelo humano. O transplante capilar exige excelentes competências técnicas, uma técnica diferenciada e uma apreciação de um resultado natural e esteticamente agradável para produzir uma restauração óptima.

A queda de cabelo afecta uma grande parte da população, variando entre 65 e 85% dos homens e 30-40% das mulheres, dependendo da idade. Embora as causas da queda de cabelo sejam multifactoriais, a alopecia androgénica é a etiologia mais comum e conduz à alopecia androgénica de padrão masculino (AAM) nos homens e à queda de cabelo de padrão feminino (PAF) nas mulheres.

Cerca de 5 milhões de folículos pilosos cobrem o corpo humano à nascença. É geralmente aceite que não se podem desenvolver novos folículos na pele adulta, embora o tamanho dos folículos possa mudar com o tempo, principalmente sob a influência das hormonas androgénicas. Por exemplo, nos adolescentes do sexo masculino, os pêlos velos faciais podem transformar-se nos pêlos terminais da barba e do bigode. Em contrapartida, os pêlos terminais do couro cabeludo podem transformar-se em pêlos finos em homens com calvície de padrão masculino e em mulheres com alopecia androgenética.

Uma avaliação cuidadosa do paciente e uma boa comunicação são essenciais. Os pacientes devem ter expectativas realistas quanto ao resultado que pode ser alcançado. Devem compreender que o procedimento envolve a redistribuição do cabelo existente e que atualmente não existe nenhum método para criar cabelo novo, pelo que há limites para a densidade do cabelo que se pode esperar. Todos os pacientes, especialmente os jovens, precisam de compreender que a calvície de padrão masculino é uma doença progressiva e que a queda de cabelo continuará, pelo que existe uma grande probabilidade de necessitarem de sessões adicionais de transplante capilar no futuro.

Todas as técnicas actuais de restauração capilar envolvem a redistribuição do cabelo existente no paciente. Por conseguinte, os candidatos ao transplante capilar estão limitados àqueles que têm uma área de superfície do local doador favorável e densidade relativa ao tamanho da área a ser transplantada. Quanto maior for a densidade e o tamanho da potencial área dadora (áreas occipital e temporal) e quanto menor for a área de superfície a ser enxertada, melhor será o candidato.

Antes de se efetuar um microenxerto ou mini-enxerto de unidades foliculares para o restauro capilar, é necessário ter em conta alguns aspectos básicos. A formação adequada, tanto do cirurgião como da equipa, é essencial para o sucesso. O cirurgião também deverá confirmar que o equipamento e os instrumentos corretos estão disponíveis para garantir bons resultados e uma gestão segura do paciente. Uma vez dominados os fundamentos, a atenção deve ser dirigida para um planeamento pré-operatório cuidadoso, combinado com uma instrução eficaz do doente. Estas questões críticas são discutidas aqui, que também fornece orientações sobre o planeamento pré-operatório, o momento do tratamento, as instruções pré-operatórias e pós-operatórias ao doente e as complicações.

As complicações e os resultados indesejáveis do transplante capilar são poucos quando comparados com outros tipos de cirurgia, como os procedimentos faciais e o contorno corporal, se forem seguidos parâmetros e rotinas cirúrgicas sensatas. Por ser uma cirurgia superficial, os efeitos colaterais são mínimos. Infecções e necroses são raras, pois o couro cabeludo é bem perfundido e tem excelente suporte arterial e venoso. Entretanto, o couro cabeludo não se expande nem permite tensão nas suturas e no fechamento. Os problemas que ocorrem são principalmente na área doadora, tanto nas cirurgias de retalho quanto nos transplantes de microenxertos.

HISTÓRIA

- O registo escrito mais antigo de um transplante capilar bem sucedido para tratar a calvície em seres humanos é de Wurzburg, Alemanha, em 1822, a partir do trabalho de um estudante de medicina chamado Diffenbach e do seu cirurgião mentor, o Professor Dom Unger. Efectuaram uma cirurgia experimental em animais e em seres humanos. Transplantaram com sucesso cabelo de uma área do couro cabeludo de um paciente para outra área. Dizia-se que o Professor Unger acreditava que a transplantação de cabelo tornaria a calvície numa raridade [12]. Mas, por razões desconhecidas, nunca ganhou muita popularidade e reorganização nessa altura ou mesmo mais tarde, e o capítulo foi encerrado com eles.[31]

- Vários dermatologistas japoneses como Sasagawa a [25] Okuda, Tamura e Fujita já tinham utilizado pequenos auto-enxertos contendo folículos pilosos para a correção de cicatrizes e alopecias cicatriciais, mas este conhecimento e técnica permaneceram escondidos do resto do mundo devido à Segunda Guerra Mundial. Outros obstáculos importantes foram a falta de meios de comunicação rápidos e eficazes e a barreira linguística, uma vez que toda a literatura publicada por eles estava em língua japonesa. O artigo de Okuda foi publicado no ano de 1939 [19], que mencionava a utilização de punções circulares afiados de fabrico próprio com diâmetros variáveis de 1 a 4 mm para transplante capilar no Jornal Japonês de Dermatologia, quase 20 anos antes de Orentreich. Continha a maior parte dos princípios do transplante capilar moderno. Relatou cerca de 200 casos, mas não mencionou a queda de cabelo de padrão masculino como uma indicação, e é talvez por isso que Orentreich é considerado o primeiro a utilizar esta técnica para a queda de cabelo de padrão masculino.[31]

- Embora o conceito de utilização da unidade folicular tenha entrado em voga em 900, já tinha sido descrito em biopsias horizontais do couro cabeludo por Headington na sua publicação de 1984. Tanto Rassman como Kim não tinham conhecimento deste facto e desenvolveram a técnica por si próprios sem esta informação.[31]

<h1 style="text-align:center"><u>REVISÃO DA LITERATURA</u></h1>

1. **Bouhanna P** (1989)[1] efectuou um estudo sobre o minoxidil tópico utilizado antes e depois do transplante capilar. O estudo inclui 6 pacientes com idades compreendidas entre os 25 e os 52 anos, com classificações de Hamilton de alopecia androgenética de I11 a VI, que foram submetidos a uma solução de 2% de minoxidil tópico no couro cabeludo careca recetor. A terapia foi iniciada 4 semanas antes da cirurgia, foi interrompida durante 3 semanas e foi novamente iniciada e continuada durante 3 meses. Foram inseridos enxertos dadores de quatro milímetros em locais receptores de 3,5 mm. Foi efectuado um acompanhamento com macrofotografia durante 3 meses em 4 enxertos próximos de uma zona tatuada. Em 71% dos 64 enxertos, o cabelo parcial ou total ainda está a crescer sem a queda que normalmente ocorre 2-4 semanas após o transplante. O autor concluiu que o minoxidil tópico parece ser um adjuvante para uma melhor evolução dos enxertos após a cirurgia de transplante capilar.

2. **Muller M et al** (1990)[2] efectuaram um estudo sobre a embriologia do folículo piloso. O estudo inclui 15 fetos, fixados em formalina tamponada a 10%, fornecidos pelo laboratório de citogenética do hospital de Nice (França). Estes fetos, provenientes de abortos espontâneos, não apresentavam anomalias macroscópicas. A sua idade foi determinada pela medição do pé e variou entre 11 e 26 semanas de vida intra-uterina. Os autores discutem que o desenvolvimento do folículo piloso permitiu-nos diferenciar quatro estádios, relacionando-os com as correspondentes idades de gestação. O estádio I do botão piloso é caracterizado por uma proliferação epiblástica que penetra no mesênquima subjacente, na extremidade do qual se acumulam células mesenquimatosas. Este aparece, ao nível do lábio inferior, antes da 11ª semana de vida intra-uterina. O estádio II do bolbo piloso é atingido na 12ª-13ª semana de vida intra-uterina, assim que a extremidade distal do botão piloso, que se estendeu, fica deprimida ao nível da papila mesenquimal. O estádio III é definido pela observação do cone piloso e das glândulas sebáceas rugosas na 15[ath] semana de vida intra-uterina. Finalmente, o estádio IV mostra uma glândula sebácea diferenciada com um pelo que atravessa a superfície da pele na 18ª semana de vida intra-uterina.

3. **Lmmer B L** (1994)[3] realizou um estudo sobre o microenxerto assistido por estereoscopia de dador elíptico como uma abordagem para um maior aperfeiçoamento do transplante capilar. O objetivo do autor é descrever uma metodologia que combina a excisão elíptica do tecido do dador e a dissecção sob ampliação estereoscópica em pequenos enxertos para obter um melhor resultado cosmético final. O autor descreve ainda que atualmente são utilizados múltiplos métodos cirúrgicos para o transplante capilar. Cada método tem uma técnica específica, morbilidade e um resultado cosmético relativamente previsível. O estudo inclui trezentos e trinta pacientes submetidos a transplante por este método durante um período de 6 anos. Todos os pacientes foram fotografados antes, durante e após a conclusão para monitorizar os resultados. Observou que os resultados cosméticos, documentados por exame e fotografia, representam um refinamento adicional devido ao grande número e ao pequeno tamanho dos enxertos colocados. Concluiu que este método é uma técnica alternativa viável no transplante capilar para a alopecia androgenética, tanto limitada como extensa.

4. **Philpott M et al** (1996)[4] efectuaram um estudo de revisão sobre o desenvolvimento da cultura de órgãos do folículo piloso. Os autores referiram que o folículo piloso dos mamíferos é uma estrutura complexa composta por componentes epiteliais (a matriz e a bainha externa da raiz) e por componentes dérmicos (a papila dérmica e a bainha de tecido conjuntivo). O crescimento do cabelo, que é afetado pela divisão das células da matriz do folículo piloso, sob controlo da papila dérmica, é cíclico. Podem ser identificadas três fases distintas de crescimento do cabelo: uma fase ativa (anagénica), durante a qual ocorre o crescimento do cabelo, uma fase regressiva intermédia (catagénica) e uma fase de repouso (telogénica), durante a qual não ocorre proliferação celular. Os factores que regulam a divisão celular nas células da matriz do folículo piloso e que controlam o ciclo de crescimento do cabelo são pouco conhecidos. Este estudo inclui os mecanismos que regulam o crescimento do cabelo, tendo sido desenvolvidos vários modelos. Estes incluem métodos para manipular e quantificar o crescimento do cabelo in vivo, a cultura in vitro de células derivadas

do folículo piloso, a manutenção de órgãos da pele embrionária e adulta e a cultura in vitro do folículo piloso inteiro. Concluíram que estes modelos foram utilizados para aprofundar a nossa compreensão da biologia do crescimento do pelo e da forma como poderão ser utilizados no futuro.

5. **Bernstein R M e Rassman W R** (1997)[5] realizaram um estudo sobre a estética do transplante folicular, com o objetivo de se centrarem em vários aspectos estéticos do procedimento de transplante folicular, incluindo a distribuição do cabelo, o desenho da linha do cabelo e a restauração da coroa, sendo também examinadas as variações raciais que afectam os transplantes. Os autores referem que o transplante folicular é um método de cirurgia de restauro capilar que utiliza o cabelo nos seus grupos naturais, denominados unidades foliculares. Ao utilizar exclusivamente estas unidades foliculares no transplante, o cirurgião pode criar padrões de cabelo que imitam de perto os naturais. Obtêm excelentes resultados cosméticos que podem ser alcançados quando são tomadas decisões estéticas que permitem ao cirurgião recriar padrões de cabelo já fornecidos pela natureza. Concluíram que o tamanho reduzido dos implantes foliculares permite ao cirurgião uma grande versatilidade na sua colocação. O transplante folicular garantirá um transplante de aspeto natural utilizado com um bom julgamento estético e um planeamento cuidadoso.

6. **Birch M P et al** (2001)[6] efectuaram um estudo sobre a densidade do cabelo, o diâmetro do cabelo e a prevalência da queda de cabelo de padrão feminino. Os autores referem que a queda de cabelo de padrão feminino é comum, mas as estimativas da sua prevalência têm variado muito. As relações entre o diagnóstico clínico da queda de cabelo de padrão feminino e as medidas objectivas da densidade e do diâmetro do cabelo não foram avaliadas anteriormente. O estudo inclui 377 mulheres, com idades entre os 18 e os 99 anos, que se apresentaram numa clínica de dermatologia geral com queixas não relacionadas com o crescimento do cabelo (a amostra não selecionada). Um segundo grupo de 47 mulheres referenciadas com queda de cabelo típica de padrão feminino foi incluído nas análises das relações entre a densidade do cabelo, o diâmetro do cabelo e o diagnóstico clínico. O resultado mostra que seis por cento das mulheres

com menos de 50 anos foram diagnosticadas como tendo queda de cabelo de padrão feminino, aumentando para 38% em indivíduos com 70 anos ou mais. Concluíram que a densidade do cabelo nas mulheres se distribui como uma variável normal, indicando que é determinada como uma caraterística multifatorial. As mulheres com queda de cabelo de padrão feminino têm uma densidade capilar que se situa abaixo da média, mas dentro do espetro da distribuição normal, embora outros factores, incluindo o diâmetro do cabelo, possam afetar a impressão subjectiva de queda de cabelo. Os dados relativos ao diâmetro do cabelo sugerem que a baixa densidade capilar não se deve a uma diminuição progressiva do tamanho do folículo capilar e que a miniaturização folicular pode ocorrer no espaço de um único ciclo capilar.

7. **Olsen E A et al** (2001)[7] realizaram um estudo sobre um ensaio clínico aleatório de minoxidil tópico a 5% versus minoxidil tópico a 2% e placebo no tratamento da alopecia androgenética em homens. Os autores referiram que a solução tópica de minoxidil a 2% estimula o crescimento de novos cabelos e ajuda a parar a perda de cabelo em indivíduos com alopecia androgenética (AGA). Os resultados podem ser variáveis e a experiência histórica sugere que concentrações mais elevadas de minoxidil tópico podem aumentar a eficácia. O estudo inclui 393 homens (18-49 anos) com AAG que aplicaram uma solução tópica de minoxidil a 5% (n _ 157), uma solução tópica de minoxidil a 2% (n _ 158) ou um placebo (veículo para a solução a 5%; n _ 78) duas vezes por dia. O resultado do estudo mostra que, após 48 semanas de terapia, o minoxidil tópico a 5% foi significativamente superior ao minoxidil tópico a 2% e ao placebo em termos de alteração da linha de base na contagem de cabelos não cacheados, avaliação do paciente da cobertura do couro cabeludo e do benefício do tratamento e avaliação do investigador da cobertura do couro cabeludo. Concluíram que, em homens com AAG, o minoxidil tópico a 5% foi claramente superior ao minoxidil tópico a 2% e ao placebo no aumento do crescimento do cabelo, e a magnitude do seu efeito foi acentuada (45% mais crescimento do cabelo do que o minoxidil tópico a 2% na semana 48). Os homens que utilizaram minoxidil tópico a 5% também tiveram uma resposta mais precoce ao tratamento do que aqueles que utilizaram minoxidil

tópico a 2%. A perceção psicossocial da queda de cabelo em homens com AAG também melhorou. O minoxidil tópico (5% e 2%) foi bem tolerado pelos homens neste ensaio sem evidência de efeitos sistémicos.

8. **Stenn K S e Cotsarelis G** (2005)[8] realizaram um estudo sobre a bioengenharia do folículo piloso e os benefícios da tecnologia das células estaminais na franja. Os autores referiram que os recentes avanços na biologia das células estaminais epiteliais resultaram no isolamento de células estaminais do folículo piloso, que geram folículos pilosos quando injectadas em ratos imunodeficientes. Assim, a criação de novos folículos pilosos para o tratamento da alopécia através da engenharia de tecidos é exequível. O folículo piloso reforma-se por meio de interações entre células estaminais epiteliais competentes e células dérmicas fortemente indutoras durante o seu ciclo de crescimento. Um produto concebido para formar novos folículos pilosos pode ser concebido para ter as células epiteliais competentes, as células dérmicas indutoras ou uma combinação de ambas, entregues na camada correta da derme. Os autores examinaram com algum pormenor os elementos da engenharia do folículo piloso que englobam os mesmos desafios de engenharia que outros sistemas de órgãos enfrentarão, como o olho, o fígado, as ilhotas pancreáticas, o dedo, etc. Concluíram que, devido às suas propriedades regenerativas inerentes e à natureza da procura do mercado, é provável que o folículo piloso seja o primeiro sistema de regeneração de órgãos a chegar com êxito à clínica.

9. **Stough D et al** (2005)[9] efectuaram um estudo sobre o efeito psicológico, a fisiopatologia e a gestão da alopecia androgenética nos homens. Os autores referiram que a alopecia androgenética nos homens, ou calvície de padrão masculino, é cada vez mais reconhecida como uma condição médica física e psicologicamente prejudicial que pode ser gerida eficazmente por clínicos generalistas. O estudo também inclui as manifestações clínicas, a epidemiologia, a importância física e psicossocial, a fisiopatologia, o diagnóstico e o tratamento da alopecia androgenética nos homens. Embora a alopecia androgenética não

pareça causar danos físicos diretos, a queda de cabelo pode resultar em danos físicos porque o cabelo protege contra queimaduras solares, frio, lesões mecânicas e luz ultravioleta. A queda de cabelo também pode afetar psicologicamente o indivíduo calvo e influenciar a perceção que os outros têm dele. A calvície masculina é uma doença progressiva que se sabe depender da presença do androgénio dihidrotestosterona e de uma predisposição genética para esta doença, mas a sua fisiopatologia ainda não foi completamente elucidada. Os autores concluíram que a farmacoterapia, o transplante capilar e as ajudas cosméticas têm sido utilizados para controlar a calvície de padrão masculino e incluem o abridor de canais de potássio minoxidil e o inibidor da síntese da dihidrotestosterona finasterida, que se revelaram seguros e eficazes para controlar a calvície de padrão masculino com uma utilização diária a longo prazo.

10. **Uebel C O** (2006)[10] realizou um estudo sobre o papel do fator de crescimento do plasma plaquetário na cirurgia da calvície de padrão masculino. Os autores referiram que as unidades foliculares são habitualmente utilizadas na cirurgia da calvície e que se tornaram um procedimento global tanto para doentes do sexo masculino como feminino. O rendimento dos microenxertos varia entre 70 e 85%. O rendimento é determinado por factores como a qualidade da área doadora colhida, a preparação das unidades, os cuidados tomados durante o procedimento de implantação e a apoptose folicular. Assim, para melhorar a densidade do cabelo e estimular o crescimento das unidades foliculares, os autores estão a utilizar factores de crescimento do plasma plaquetário obtidos a partir do plasma autólogo do doente. O estudo inclui 20 doentes com calvície de padrão masculino. Observaram que a área de estudo apresenta um rendimento de 18,7 unidades foliculares por cm^2 . Concluíram que demonstra uma melhoria que pode ser introduzida nas clínicas de cirurgia da calvície com menor morbilidade e uma baixa relação custo/benefício.

11. **Khanna M** (2008)[11] , efectuou um estudo de revisão sobre a cirurgia de transplante capilar, sobre a qual discutiu como uma das especialidades cirúrgicas mais avançadas na cirurgia estética é a restauração capilar. Além disso, abordou

a anatomia que permite a utilização de enxertos de unidades foliculares, bem como o procedimento, que inclui o planeamento, a preparação da região dadora, a colheita e a preparação do enxerto, a preparação da área recetora, a colocação do enxerto, os cuidados pós-operatórios e as complicações. O autor chegou à conclusão de que, embora muitas pessoas se beneficiem dos recentes avanços tecnológicos, devemos usar essa estratégia com cuidado.

12. **Aslani F S et al** (2009)[12] efectuaram um estudo sobre a contagem de cabelos na biopsia do couro cabeludo de homens e mulheres com alopecia androgenética em comparação com indivíduos normais. Os autores referiram que a contagem de pêlos foi estudada em amostras de biópsia do couro cabeludo de pacientes do sexo masculino e feminino com alopecia androgenética (AGA). O estudo incluiu trinta indivíduos com couro cabeludo clinicamente normal, 25 pacientes do sexo masculino e 28 do sexo feminino com AAG. Foram examinadas secções verticais e horizontais de amostras de biopsia por punção de 4 mm a vários níveis, desde a derme papilar até ao subcutâneo. Concluíram que, nos doentes com AAG, os pêlos totais e velos eram mais baixos e o rácio terminal/velo (T:V) era mais elevado do que os resultados de estudos anteriores em brancos (p , 00,1). O rácio T:V do grupo de controlo foi significativamente mais elevado neste estudo em comparação com dados publicados anteriormente. Talvez o rácio mais elevado do que os dados relatados possa significar o início da miniaturização.

13. **Yip L et al** (2011)[13] realizaram um estudo sobre o papel da genética e das hormonas esteróides sexuais na alopecia androgenética masculina e na queda de cabelo de padrão feminino. Os autores referiram que o papel da predisposição genética e a influência das hormonas esteróides sexuais são indiscutíveis na patogénese da alopecia androgenética masculina (MAGA). O papel das hormonas esteróides sexuais na queda de cabelo de padrão feminino é menos conhecido. Um bom conhecimento da fisiopatologia subjacente à MAGA e à FPHL permite ao médico aconselhar os doentes com confiança e tomar decisões terapêuticas informadas. Concluíram que a MAGA e a FPHL são entidades clínicas distintas com sobreposição nalguns mecanismos biomoleculares subjacentes que

conduzem a uma miniaturização do folículo piloso histologicamente indistinguível.

14. **Haider M et al** (2013)[14] efectuaram um estudo sobre alopecia permanente induzida por radiação e quimioterapia. Os autores referiram que a alopecia induzida por radiação e quimioterapia é maioritariamente temporária. No entanto, a alopecia permanente do couro cabeludo é relatada, embora com pouca frequência. O estudo incluiu onze doentes com alopécia permanente após quimioterapia/radioterapia ou terapia combinada durante um período de 3 anos. Foi obtida uma história médica e terapêutica detalhada de cada doente e dos registos médicos. Foram efectuadas fotografias e biópsias do couro cabeludo. Os pacientes foram divididos em três grupos de acordo com o tipo de terapia. O primeiro grupo recebeu quimioterapia de condicionamento antes do transplante de medula óssea. O segundo grupo recebeu radiação para tumores cerebrais e o terceiro grupo recebeu ambos os tratamentos. Concluíram que é necessário um estudo multicêntrico e multidisciplinar abrangente para determinar os agentes causadores definitivos, as doses e outros cofactores que induzem a alopecia permanente após quimioterapia/radioterapia, bem como os meios para evitar este resultado angustiante nos doentes sobreviventes.

15. **Childs J M e Sperling L C** (2013)[15] efectuaram um estudo sobre a histopatologia da queda de cabelo cicatricial e não cicatricial. Os autores referiram que os achados histológicos da alopecia são precedidos de uma breve discussão sobre as técnicas de biópsia e processamento, a anatomia e o ciclo folicular normais e os achados esperados nas secções transversais. As anomalias histológicas subtis não serão detectadas se não se compreender a anatomia folicular normal e o ciclo folicular, quando vistos em secções transversais. A técnica inclui biópsias por punção de 4 mm que devem ser seccionadas transversalmente para permitir o exame de todos os pêlos da amostra a vários níveis. Observaram que a alopecia cicatricial pode ser definida como processos em que o epitélio folicular é substituído por tecido conjuntivo. E as alopecias cicatriciais primárias partilham a destruição folicular e a formação de cicatrizes como um evento primário na sua

patogénese. A alopecia não cicatricial não inclui a destruição folicular e a formação de cicatrizes como evento primário. No entanto, após muitos anos de doença, pode ocorrer a perda permanente de folículos.

16. **Sethi P e Bansal A** (2013)[16] realizaram um estudo com o objetivo de avaliar a eficácia e a viabilidade do transplante capilar direto. A taxa de sobrevivência do enxerto colhido depende de muitos factores, como a manutenção da hidratação, a temperatura fria, a reduzida manipulação mecânica e a assepsia. Os autores discutiram uma modificação chamada transplante capilar direto na técnica de extração de unidades foliculares existente, na qual os enxertos de unidades foliculares são implantados assim que são colhidos. O estudo inclui 29 pacientes submetidos a terapia de transplante capilar, em que 27 pacientes apresentaram "bons" resultados, enquanto 2 pacientes apresentaram "maus" resultados. Concluíram que o transplante capilar direto é uma modificação simples e viável da técnica de extração de unidades foliculares. É uma modalidade de tratamento cirúrgico eficaz para a calvície.

17. **Unger R H** (2013)[17] efectuou um estudo sobre o restauro capilar feminino. O autor referiu que a queda de cabelo feminina é uma condição prevalente com um impacto psicológico particularmente devastador. O transplante capilar é a única opção atualmente disponível para proporcionar uma solução permanente e natural para pacientes do sexo feminino com alopecia. Explicaram que a cirurgia para pacientes do sexo feminino deve ser efectuada em áreas estratégicas para produzir o máximo impacto cosmético. Podem ser utilizados enxertos com 1 a 6 cabelos para criar diferentes zonas de densidade. Concluíram que as pacientes do sexo feminino precisam de compreender as sequelas pós-operatórias e a evolução da queda de cabelo de padrão feminino para garantir um resultado bem sucedido. Quando tratadas adequadamente, as mulheres estão entre os mais gratos de todos os pacientes de transplante capilar.

18. **Umar S** (2013)[18] efectuou um estudo sobre a utilização de pêlos do corpo e da barba no restauro capilar. O autor referiu que os pêlos do corpo (barba, perna,

peito e outras áreas abaixo do pescoço) podem ser utilizados isoladamente ou em combinação com os pêlos do couro cabeludo para cobrir casos de calvície grave, para melhorar esteticamente as linhas do cabelo e as sobrancelhas, restaurar os pêlos faciais ou outros pêlos do corpo e camuflar cicatrizes. Observou que os pêlos do corpo mantêm algumas das suas caraterísticas, mas o local de receção pode também modificá-las minimamente; assim, é importante fazer corresponder as caraterísticas prováveis do pelo final. Além disso, os pêlos das pernas e do peito não crescem normalmente com o mesmo comprimento que os pêlos do couro cabeludo, podendo ser necessários penteados curtos. O nível de competência e o tempo necessários para transplantar com êxito pêlos do corpo são mais elevados em comparação com a extração convencional de unidades foliculares. Concluiu que os potenciais pacientes, independentemente do género, devem ter cabelo suficiente para que a cirurgia seja bem sucedida.

19. **Asuk M et al** (2013)[19] realizaram um estudo sobre a doença de Graves associada à alopecia areata que se desenvolve após tiroidite de Hashimoto. Os autores referiram que a doença de Graves e a tiroidite de Hashimoto são as doenças auto-imunes da tiroide mais comuns. O hipotiroidismo pode desenvolver-se em doentes com doença de Graves, quer espontaneamente, quer como resultado de terapêutica com iodo radioativo ou cirurgia. No entanto, é raro que doentes com tiroidite de Hashimoto desenvolvam posteriormente doença de Graves. O estudo inclui um caso de alopecia areata associada à doença de Graves numa mulher de 41 anos que tinha sido previamente diagnosticada com doença de Hashimoto. Concluiram que a alopecia areata é uma doença autoimune associada a outras doenças auto-imunes, tais como distúrbios da tiroide, anemia e outros distúrbios da pele.

20. **Farzo B et al** (2015)[20] efectuaram um estudo sobre o transplante capilar na alopecia de cicatrizes de queimaduras. Os autores referiram que o tratamento de doentes com alopecia por queimadura ou queda de cabelo pode muitas vezes ser um desafio tanto para o cirurgião como para o doente. Tal como acontece com outros procedimentos reconstrutivos que são necessários na fase pós-queimadura, este é normalmente um processo de várias fases que requer frequentemente

cirurgia ao longo de vários anos. Isto deve-se ao facto de a absorção do enxerto não ser tão fiável como na pele saudável não cicatrizada e pode necessitar de ser repetida para atingir uma densidade adequada. Além disso, as diferentes áreas de queda de cabelo podem ter de ser tratadas em procedimentos separados. Existem vários factores limitantes que determinam se um paciente é ou não candidato a um restauro capilar, que incluem, mas não se limitam, à quantidade de queda de cabelo e à disponibilidade de cabelo de dador adequado. Aqui discutimos como a atual técnica cirúrgica de transplante capilar por extração de unidades foliculares (FUE) ou transplante de unidades foliculares em tira (FUT) se tornou o tratamento de eleição para áreas alopécicas que requerem um resultado estético mais refinado. Também se refere que a perda de cabelo nas sobrancelhas, pestanas, barba e couro cabeludo pode ter um impacto negativo na autoestima de um sobrevivente de queimaduras e, mesmo que a cirurgia não seja uma possibilidade, existem opções não cirúrgicas disponíveis para a restauração do cabelo.

21. **Tabaie et al** (2016)[21] efectuaram um estudo para avaliar o efeito de uma sessão de terapia com laser de baixa intensidade de unidades foliculares extraídas no resultado do transplante capilar. Os autores referiram que a fotobioestimulação com laser de baixa intensidade (LLL) tem sido utilizada na medicina há muito tempo e os seus efeitos têm sido demonstrados em muitas doenças. O efeito da LLL na alopecia androgénica pode ser observado em algumas literaturas, enquanto a limitação mais importante da utilização da LLL no tratamento da alopecia é a necessidade de múltiplas sessões, o que é dificilmente aceite pelos doentes. O estudo inclui 10 doentes com alopecia androgénica com unidades foliculares capilares extraídas. As unidades capilares foram divididas em dois grupos. Um grupo foi irradiado por LLL 20 minutos antes do transplante (660 nm, 80 Hz, 100 mW) e o outro foi utilizado como controlo. O resultado do estudo mostra que todos os pacientes tiveram um crescimento de 100% do cabelo aos 3 e 6 meses de seguimento, exceto um que teve um crescimento de 20% do cabelo aos 3 meses de transplante, que mudou para 100% aos 6 meses. Concluíram que uma sessão de irradiação LLL não tem um efeito significativo no resultado dos folículos capilares transplantados.

22. **Chatterjee M et al** (2016)[22] realizaram um estudo para verificar a eficácia do transplante de pestanas para o tratamento da leucotricia de pestanas associada ao vitiligo. Os autores discutiram que a leucotriquia das pestanas é uma condição cosmeticamente desfigurante e continua a ser um desafio terapêutico no tratamento bem-sucedido do vitiligo. O estudo inclui 15 pacientes com leucotriquia de pestanas que foram tratados com transplante de unidades foliculares. E a melhoria da leucotriquia foi avaliada através de uma avaliação objetiva. Os autores observaram que, dos quinze pacientes, 13 (86,67%) apresentaram resposta boa a excelente, um (6,66%) teve resposta regular e um (6,66%) teve resposta ruim. Os autores concluíram que o transplante de pestanas é um método seguro e eficaz para a leucotricia das pestanas.

23. **Mahapatra S et al** (2016)[23] efectuou um estudo sobre a eficácia da matriz de fibrina rica em plaquetas no transplante de unidades foliculares capilares em doentes com alopecia androgenética. O doente referiu que a queda de cabelo é um problema significativo em todo o mundo. A causa mais comum de queda de cabelo nos homens é a alopecia androgenética masculina, a calvície de padrão masculino, que se deve principalmente à presença de folículos capilares não funcionais ou mortos no couro cabeludo. O transplante de unidades foliculares capilares tem sido uma técnica amplamente utilizada para transplantar folículos capilares em áreas calvas. A matriz de fibrina rica em plaquetas representa um passo revolucionário no conceito terapêutico do gel de plaquetas. Esta técnica é rápida e envolve um mínimo de manipulações *in vitro*. O estudo inclui dez indivíduos do sexo masculino, entre os 18 e os 50 anos, com alopécia de Norwood de grau 4 a 6. Observaram que o número de folículos capilares começou a aumentar progressivamente após a realização do tratamento com matriz de fibrina rica em plaquetas no lado direito do couro cabeludo e que o efeito era muito nítido após seis meses de tratamento com matriz de fibrina rica em plaquetas. Concluíram que a matriz de fibrina rica em plaquetas desempenha um papel fundamental na regeneração capilar utilizando técnicas de transplante de unidades foliculares. São necessários mais estudos para determinar de que forma a matriz de fibrina rica em plaquetas ajuda a melhorar a retenção e a regeneração do cabelo.

24. **Katoulis A C et al** (2016)[24] efectuaram um estudo sobre Alopecia Fibrosante Frontal e Vitiligo. Os autores referiram que a alopecia fibrosante frontal (AFF) é uma alopecia cicatricial linfocítica primária caracterizada por uma recessão progressiva em forma de faixa da linha do cabelo frontotemporal e perda frequente das sobrancelhas. Afecta predominantemente mulheres na pós-menopausa. O estudo inclui 20 casos diagnosticados com AFA num período de 14 meses. Concluíram que a colocalização anatómica das duas dermatoses apoia a noção de que pode existir uma ligação causal e que a sua associação pode não ser coincidente e que eventos imunológicos e processos patológicos inter-relacionados podem estar subjacentes a estas duas condições cutâneas.

25. **Lie C et al** (2017)[25] efectuaram um estudo sobre a alopecia e a síndrome metabólica. Os autores discutiram que a perda de cabelo é uma condição comum que afecta a maioria das pessoas em algum momento das suas vidas. Pode existir como um problema isolado, ou com outras doenças e condições. A alopecia androgenética (AGA) e a sua associação com a síndrome metabólica (MetS) têm merecido um interesse crescente desde 1972, quando foi estabelecida a primeira ligação entre os factores de risco cardiovascular e a queda de cabelo. Os autores concluíram que, entre os vários padrões de queda de cabelo, a AAG está mais fortemente associada à síndrome metabólica e a doenças relacionadas com o metabolismo, especialmente em populações masculinas, onde os dados de apoio são robustos. O efeito dos androgénios é um fator dominante na patogénese das duas doenças e é, sem dúvida, o elo mais forte entre as suas associações. A AA e as suas formas mais graves são de origem autoimune e, por conseguinte, não têm uma forte associação com a SM. Embora não tenham sido estabelecidas diretrizes definitivas para o rastreio da SM e dos factores de risco cardiovascular em doentes com AGA, continua a ser uma consideração válida que contribuiria para um quadro mais vasto - a prevenção da morbilidade e mortalidade cardiovasculares.

26. **Navarro R M et al** (2017)[26] realizaram um estudo com o objetivo de avaliar a segurança e a eficácia clínica da tecnologia de plasma rico em crescimento

(PGRF) como terapia adjuvante para a cirurgia FUE em pacientes afectados pela queda de cabelo. Os autores referiram que a cirurgia de transplante capilar utilizando a técnica de extração de unidades foliculares (FUE) é um procedimento cirúrgico comum para o tratamento da queda de cabelo grave. Os factores de crescimento autólogos derivados do sangue também demonstraram promover a regeneração capilar em doentes com diferentes tipos de alopecia. O estudo inclui 15 pacientes, nos quais a proliferação e migração de células foliculares foi induzida após o tratamento com factores de crescimento autólogos. As FTUs preservadas com PRGF apresentaram sinais de bioatividade mais elevados e melhoraram a integridade das estruturas perifoliculares e das proteínas da matriz extracelular, como o colagénio e as fibras elásticas. O PRGF não só reduziu a cicatrização da crosta pós-cirúrgica e o período de fixação do cabelo, como também diminuiu a dor inflamatória e a sensação de comichão. Concluíram que o PRGF é capaz de minimizar a perda folicular pós-cirúrgica e potenciar o desempenho dos cabelos enxertados. O coágulo de fibrina não só actua como uma barreira protetora contra os factores ambientais, como também fornece um suporte biologicamente ativo que induz a proliferação de células residentes e mantém uma integridade óptima do cabelo enxertado.

27. **Sharma R e Ranjan A** (2018)[27] realizaram um estudo sobre a extração de unidades foliculares, os autores publicaram este artigo com o objetivo de explicar a técnica FUE, os riscos e complicações, as soluções de retenção e outros factores associados. Eles falaram sobre dois métodos amplamente utilizados e reconhecidos: FUE (extração de unidades foliculares) e FTU (transplante de unidades foliculares). Com o FUT, é necessário remover uma tira de tecido da região occipital do dador, deixando uma cicatriz linear. O procedimento FUE, que recolhe unidades foliculares individuais minúsculas, foi experimentado para resolver as cicatrizes e outros problemas associados ao FUT. Além disso, apoiaram estes métodos porque os transplantes capilares têm sido utilizados com sucesso para tratar vitiligo, alopecia e cicatrizes de lábio leporino. Concluíram fornecendo um breve protocolo no final para facilitar a consulta e uma compreensão mais profunda da técnica

28. **Li K T et al** (2019)[28] realizaram um estudo com o objetivo de introduzir o procedimento e os detalhes técnicos da megasessão de extração de unidades foliculares e avaliar o resultado da cirurgia para alopecia androgenética grave. Os autores discutiram que a alopecia androgenética grave tem um impacto significativo na autoimagem e na saúde emocional dos pacientes. Sendo a forma mais avançada de conseguir o crescimento de uma cabeça cheia de cabelo num período de tempo mais curto, o procedimento de transplante capilar em megasessão é um tratamento promissor para a alopecia androgenética grave. O estudo inclui 273 pacientes do sexo masculino submetidos a megasessão de extração de unidades foliculares (FUE) entre 2016 e 2018. Os autores observaram que 81% dos pacientes estavam satisfeitos com os resultados, 19% dos quais foram submetidos a um segundo procedimento para obter mais densidade capilar e nenhum deles teve infeção após a cirurgia. Concluíram que, em comparação com o transplante capilar em várias fases, a megasessão FUE tem as vantagens de reduzir a frequência das operações e a duração total da cirurgia. Assim, a megasessão FUE é uma opção de tratamento apelativa para doentes com AGA grave, que esperam obter um resultado natural e esteticamente mais desejável numa operação de uma só fase.

29. **Marwah M K e Mysore V** (2019)[29] efectuaram um estudo sobre a área recetora. Os autores discutiram a área recetora como a tela num transplante capilar, onde o cirurgião pode realmente exibir a sua criatividade artística e entregar uma obra-prima estética, uma vez que o transplante capilar é tanto uma questão de arte como de ciência. Mencionaram os quatro passos principais para lidar com a área recetora, em que a marcação da linha do cabelo e a estimativa dos enxertos são os passos mais importantes para dar um aspeto natural. Existem vários marcadores anatómicos que têm de ser considerados ao desenhar uma linha do cabelo. O segundo passo é a anestesia, que deve ser tão indolor quanto possível. Segue-se a implantação, que pode ser efectuada através de várias técnicas. Há vários aspectos técnicos a ter em conta durante a implantação, tais como a densidade, o ângulo e a direção. Uma vez efectuada a implantação, o passo final são os cuidados pós-operatórios adequados.

30. **Dhar S et al** (2021)[30] efectuou um estudo sobre ética e conhecimentos especializados em cirurgia maxilofacial e transplante capilar. O objetivo deste estudo é realçar que um cirurgião oral e maxilofacial pode realizar a cirurgia de transplante capilar com perfeição e pode gerir todas as complicações associadas com perícia. Os autores referem que o transplante capilar se tornou um procedimento estético muito popular. Sendo o transplante capilar um campo relativamente novo na cirurgia maxilofacial, vários aspectos levantam questões e controvérsias. O transplante de unidades foliculares (FUT) e a extração de unidades foliculares (FUE) são duas técnicas comummente utilizadas e aceites. Além disso, o transplante capilar tem sido utilizado com êxito na correção de alopécia, cicatrizes de lábio leporino, cicatrizes pós-queimadura ou cirúrgicas, vitiligo e como adjuvante de outros procedimentos maxilofaciais. Vários cirurgiões maxilofaciais incorporaram com êxito o procedimento de transplante capilar na sua prática estética. O conhecimento sólido da técnica cirúrgica, o armamentário e o planeamento cirúrgico adequado são importantes para obter bons resultados. Tem havido muito debate sobre as qualificações mínimas para efetuar o transplante capilar.

31. **Chauhan K e Roga G** (2021)[31] efectuaram um estudo que analisou os últimos desenvolvimentos no domínio do transplante capilar realizado na alopecia androgenética. De acordo com os autores, a causa mais frequente de alopecia não cicatricial nos homens é a alopecia androgenética. Nos últimos anos, têm se registado avanços na terapia da queda de cabelo de padrão, mas a medicação por si só ainda não produz resultados satisfatórios, aumentando a necessidade de cirurgia de restauração capilar. Falaram sobre os dois procedimentos possíveis, FUE (extração de unidades foliculares) e FUT (transplante de unidades foliculares).

32. **Talei et al** (2021)[32] realizaram um estudo sobre o transplante adiposo hibridizado com plasma rico em plaquetas (PHAT) para o tratamento da queda de cabelo, com o objetivo de demonstrar os princípios subjacentes à nova abordagem para a

restauração do cabelo e a lógica para a sua utilização. Os autores discutem que o plasma rico em plaquetas (PRP) e o enxerto de gordura no couro cabeludo são usados no passado para melhorar a qualidade do cabelo e a possibilidade de um transplante capilar bem-sucedido. Aqui, combinam a progressão natural destas duas técnicas e utilizam efeitos sinérgicos para melhorar a qualidade do cabelo, quer na preparação para o microenxerto, quer sem transplante capilar. O estudo inclui três casos em que esta técnica melhora tanto a qualidade como a densidade do cabelo.

33. **Roga G e Thomas N** (2021)[33] realizaram um estudo de revisão sobre o transplante capilar na alopecia cicatricial. Os autores discutiram que o método de extração de unidades foliculares de transplante capilar para a alopecia androgenética é bastante comum, mas no que diz respeito à alopecia cicatricial ainda existe uma lacuna. Apresentaram vários factores que determinam cirurgicamente o resultado do tratamento na alopecia cicatricial, como é imperativo assegurar que a doença não está ativa antes de proceder à cirurgia. Avaliar sempre a espessura do couro cabeludo e a irrigação sanguínea e depois decidir o ângulo e a profundidade da incisão. Em caso de dúvida, prefira fazer uma sessão de "teste de enxerto" para ver a sobrevivência dos enxertos antes de uma sessão mais longa. É necessária a utilização de minoxidil a 2-5% no pré e pós-operatório para melhorar o fluxo sanguíneo. Assim, concluíram que, na alopecia cicatricial avançada em fase terminal, é agora possível dar bons resultados ao doente com o transplante capilar.

34. **Jimenez F et al** (2021)[34] efectuou um estudo de revisão sobre o transplante capilar. O autor discutiu que a cirurgia moderna de restauração capilar se baseia numa técnica conhecida como transplante de unidades foliculares, em que as unidades foliculares são as estruturas exclusivas utilizadas como enxertos capilares. Na Parte 1 desta revisão em duas partes, os autores descrevem como as técnicas utilizadas no transplante capilar evoluíram para as suas formas actuais. São discutidos conceitos anatómicos de relevância específica para os dermatologistas, incluindo a distribuição e a morfologia ex vivo das unidades foliculares do couro cabeludo. Observaram também que a alopecia androgenética

masculina e a queda de cabelo de padrão feminino são as razões mais comuns para as consultas de queda de cabelo com dermatologistas e serão o foco principal deste estudo. No entanto, como nem todas as doenças capilares são adequadas para transplante, este estudo também descreverá quais as condições do couro cabeludo que são passíveis de cirurgia e quais não são. Os autores também forneceram as Diretrizes para ajudar os dermatologistas a definir melhor os bons e os maus candidatos ao transplante capilar. Outras condições para as quais a cirurgia de transplante capilar é indicada neste estudo.

DISCUSSÃO

ANATOMIA DO COURO CABELUDO

Um bom conhecimento da anatomia do couro cabeludo e das suas camadas é essencial para uma compreensão clara do tratamento de cirurgias/lesões e patologias nesta região. O couro cabeludo designa os tecidos moles que cobrem a abóbada craniana. Estende-se desde as sobrancelhas, cobrindo a linha supra ciliar do osso frontal, anteriormente, até à linha nucal superior, posteriormente. Esta última é uma crista baixa que se estende de cada lado da protuberância occipital externa do osso occipital, na linha média, até ao processo mastoide correspondente. Lateralmente, o couro cabeludo estende-se até ao nível do arco zigomático e do meato auditivo externo.[31]

As camadas do couro cabeludo

O couro cabeludo é constituído por cinco camadas de tecido, que podem ser recordadas através da conveniente mnemónica SCALP.

- A pele é espessa, tem vários pêlos e é a zona da pele mais rica em glândulas sebáceas, daí o seu aspeto gorduroso.

- O tecido conjuntivo é constituído por lóbulos de gordura ligados por septos fibrosos resistentes. Os principais vasos sanguíneos e nervos do couro cabeludo encontram-se nesta camada e o couro cabeludo tem, de facto, o mais rico fornecimento de sangue de qualquer área da pele do corpo. Quando o couro cabeludo é lacerado, os vasos divididos retraem-se entre os septos fibrosos e, por conseguinte, não podem ser apanhados pela pinça arterial da forma habitual, perdendo-se tempo precioso se se tentar fazê-lo. São utilizadas duas técnicas para estancar a hemorragia resultante das lacerações do couro cabeludo: o cirurgião ou o seu assistente pressiona firmemente o crânio subjacente com os dedos, comprimindo assim os vasos que jorram, ou coloca uma série de pinças arteriais na terceira camada aponeurótica subjacente e vira-as para trás em ambos os lados da ferida, pressionando novamente os vasos. Ao fechar a ferida, o cirurgião sutura a laceração firmemente em duas camadas: aponeurose e pele. Uma consequência deste excelente fornecimento de sangue é o facto de um retalho de couro cabeludo, mesmo com um pedículo estreito, ter uma elevada probabilidade de sobrevivência em comparação com um retalho cutâneo semelhante noutro local.[31]

- **Aponeurose**: esta lâmina fibrosa encontra-se em grande parte do vértice do crânio, onde liga o músculo occipital posteriormente (a partir da linha nucal superior) ao músculo frontal, que se insere na derme da pele na região das sobrancelhas e da ponte do nariz. Lateralmente, a aponeurose se estende como uma fina lâmina sobre a fáscia temporal e se torna indistinta sobre o arco zigomático.

- A camada de tecido conjuntivo frouxo é responsável pela mobilidade do couro cabeludo sobre o crânio subjacente.

É nesta camada que:

- o O cirurgião é capaz de mobilizar um retalho de couro cabeludo.
- o A maquinaria que prendeu o cabelo pode avulsionar o couro cabeludo.
- Pericrânio

FORNECIMENTO DE SANGUE

Cada lado do couro cabeludo é irrigado por um total de cinco artérias. Da artéria carótida externa derivam:

- Occipital, cujo pulso pode geralmente ser sentido à palpação cuidadosa acima da linha nucal superior.

- Auricular posterior.

- Temporal superficial, cujo pulso pode ser sentido sobre o arco zigomático, imediatamente à frente do trago da orelha. Da artéria carótida interna derivam:

- A artéria supraorbital.

- A artéria supratroclear mais medial. Ambas derivam da artéria oftálmica.

- Todos estes vasos são acompanhados pelas suas veias correspondentes.

- Devido às ricas anastomoses entre estes vasos, a viabilidade do couro cabeludo pode ser mantida quando apenas uma artéria sobrevive a uma grande avulsão do couro cabeludo.

Inervação sensorial

O suprimento nervoso cutâneo do couro cabeludo é derivado de todas as três derivações do nervo trigémeo (V) e do segundo e terceiro nervos cervicais:

- Dos nervos oftálmico-supratroclear e supraorbital.

- Do nervo maxilar-zigomático-temporal.

- Do nervo mandibulo-auriculotemporal, nervo occipital menor (C2), nervo occipital maior (C2, 3), terceiro nervo occipital (C3) [31]

O cofre da caveira

Compreende a parte frontal, parietal, occipital e a parte escamosa do osso temporal. A abóbada craniana tem uma camada periosteal externa aderente, ou pericrânio, e uma camada endocraniana interna. Esta última está firmemente fundida com a dura-máter (a mais externa das três camadas meníngeas). Estas duas camadas aderentes estão separadas pelos seios venosos sagital e lateral. As camadas periosteal e endocraniana encontram-se nas linhas de sutura entre os ossos individuais. As cavidades medulares dos ossos da abóbada (a diploe) contêm medula óssea vermelha e não são locais invulgares de depósitos de tumores secundários, estando frequentemente envolvidos na mielo-matose múltipla. Os vasos sanguíneos que irrigam as meninges, dos quais os maiores são a artéria e a veia meníngeas médias, sulcam o aspeto interno da abóbada craniana e situam-se entre o osso e a dura-máter. Para além de irrigarem as meninges, estes vasos também irrigam o osso sobrejacente e a diploe.[31]

ANESTESIA LOCAL/REGIONAL

A anestesia regional é um tipo de anestesia local e destina-se a anestesiar uma grande parte do corpo, como um couro cabeludo, uma perna ou um braço inteiro, em comparação com uma área mais pequena, como um dente ou uma região específica da pele. Tal como a anestesia local, a anestesia regional é produzida por qualquer técnica que provoque uma ausência de sensibilidade, insensibilidade local à dor e perda dos sentidos locais numa parte específica do corpo, e é realizada através da injeção de fármacos anestésicos junto a um grupo de nervos ou junto aos pontos de saída dos nervos do esqueleto ósseo. A anestesia regional é mais segura do que a anestesia geral em muitas situações e pode ser utilizada para o alívio da dor e da angústia cirúrgicas ou não cirúrgicas. Existem vários tipos de anestesia regional. Dois dos tipos de anestesia regional mais frequentemente realizados são a raquianestesia e a epidural, que são produzidas por injecções precisas feitas em áreas específicas das costas. O bloqueio de nervos periféricos é outro tipo comum de anestesia regional utilizado para adormecer uma área desejada de uma extremidade, como o braço, a perna ou a região facial, e é produzido com injecções feitas com grande exatidão perto de um conjunto de nervos.[31]

A anestesia local é utilizada durante muitas cirurgias plásticas faciais ou maxilofaciais. Para além disso, a anestesia regional produzida com um bloqueio nervoso regional utilizando lidocaína ou bupivacaína é frequente e facilmente administrada para procedimentos em estruturas faciais para cirurgias plásticas/maxilofaciais faciais. Para cirurgias do couro cabeludo, como transplante capilar, traumas, patologias, etc., a maior parte da pele da testa, incluindo o couro cabeludo anterior (área recetora no transplante capilar), pode ser anestesiada através de bloqueios bilaterais do nervo supraorbital e bloqueios bilaterais do nervo nas linhas nucais para a região occipital (área dadora no transplante capilar), juntamente com infiltrações locais de acordo com a necessidade e a colaboração do doente. Os requisitos específicos para a anestesia regional variam consoante a localização, o tamanho e a profundidade da lesão patológica ou do trauma. Além disso, a anestesia local/regional induz um bom relaxamento muscular e reduz a hemorragia intra-operatória através de efeitos de vasoconstrição variáveis, resultando em melhores condições de funcionamento. Isto pode reduzir a duração da cirurgia, bem como o risco de necessidade de transfusão de sangue.[31]

ANATOMIA E FISIOLOGIA DO CABELO

Tipos de cabelo

Embora todos os cabelos humanos tenham a mesma estrutura básica, variam consideravelmente em tamanho, forma e densidade, dependendo da sua localização e fase de desenvolvimento. Os fios de cabelo são compostos principalmente por proteínas fibrosas de alfa-queratina.

1. **Os pêlos de Vellus** são pêlos macios, hipopigmentados, não medulados e quase invisíveis que se observam na testa. Estes pêlos têm menos de 0,03 mm de diâmetro e menos de 1 cm de comprimento. Os pêlos velus espalham-se pela superfície do corpo e são difíceis de ver sem uma ampliação adequada.

2. **Os pêlos terminais** são mais compridos, mais grosseiros e de pigmentação variável. Caracterizam a idade adulta e excedem 0,06 mm de diâmetro e 1 cm de comprimento. Os subtipos de pêlos terminais encontram-se no couro cabeludo, sobrancelhas, lábio superior, queixo, axilas, peito e púbis.

DESENVOLVIMENTO DO FOLÍCULO PILOSO

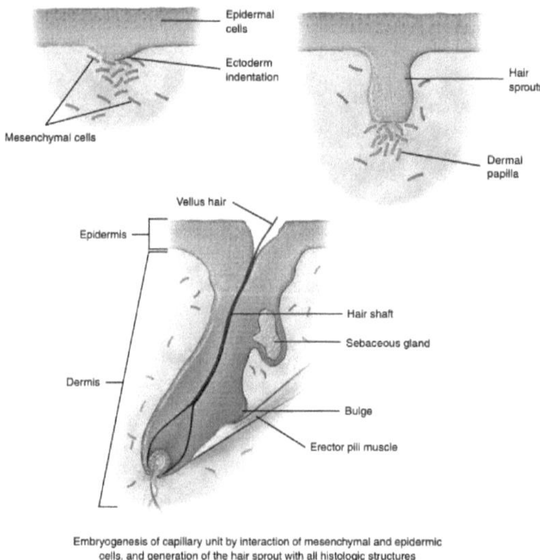

Fig :1 Desenvolvimento do folículo piloso

Os pêlos crescem a partir de folículos, que são invaginações do epitélio superficial, semelhantes a uma meia. No embrião, os folículos pilosos originam-se da ectoderme e da mesoderme no terceiro mês de gestação e continuam a desenvolver-se durante os 3 meses seguintes. O primeiro sinal morfológico do desenvolvimento do folículo piloso é o aparecimento na epiderme fetal de espessamentos de células epiteliais regularmente espaçados, conhecidos como placódios. Os placódios sinalizam o mesênquima subjacente para formar um aglomerado de células chamado condensado dérmico, que se desenvolverá na papila dérmica. [2]

A proliferação e o crescimento das células do placódeo na derme vão formar um germe piloso primitivo. Ao longo do comprimento deste epitélio folicular primitivo, formam-se duas protuberâncias bulbosas: a protuberância superior dará origem à glândula sebácea e a inferior, também conhecida como região do bojo, coincide com o local de inserção do músculo eretor pili. A região do bojo tem atraído ultimamente uma atenção considerável porque é o principal reservatório de células estaminais cutâneas.[2]

FOLÍCULO PILOSO PRIMITIVO

Secção longitudinal de pele fetal de 21 semanas de idade gestacional corada com hematoxilina e eosina. As células que formam a matriz do pelo e os melanócitos são de origem ectodérmica. Os melanócitos produzem os grânulos de cor no núcleo central e oco da haste capilar que dão ao pelo a sua cor natural. As células da matriz dividem-se e são empurradas para cima; são continuamente substituídas por novas células que se formam por baixo delas.[2]

À medida que as células da matriz continuam a ser empurradas para cima e para fora e se desidratam por um processo de extrusão, formam um fio de cabelo tubular de proteína morta chamada queratina. Este tubo oco é depois preenchido com grânulos de cor (melanina) que dão ao cabelo a sua cor natural. À medida que envelhecemos, os melanócitos deixam de funcionar, resultando em cabelos brancos ou grisalhos.

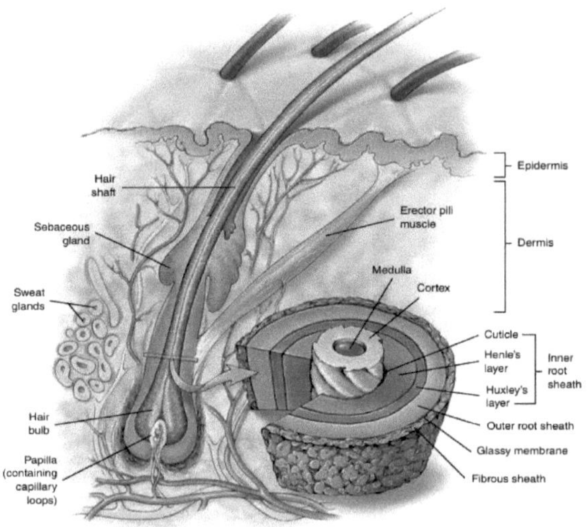

Fig:2 Folículo piloso primitivo

CICLO DO FOLÍCULO PILOSO

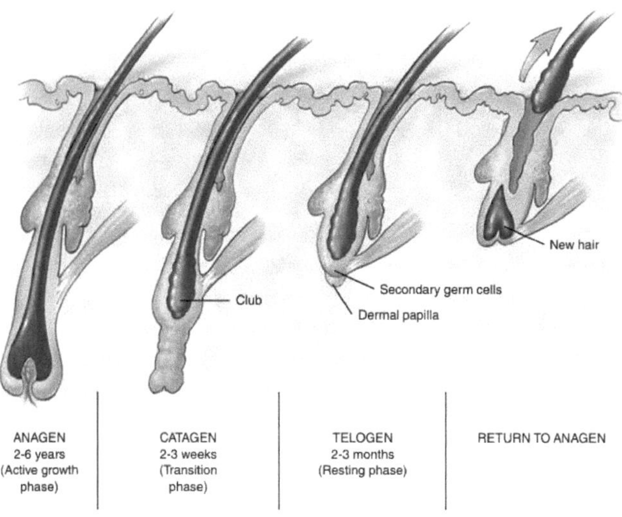

Fig:3 Ciclo do folículo piloso

Cada folículo piloso passa perpetuamente por períodos cíclicos consecutivos de crescimento (anagénico), involução (catagénico) e repouso (telogénico). Nos seres humanos, o ciclo folicular é dissincrónico, o que significa que os folículos vizinhos podem estar em fases diferentes do ciclo.[4]

A taxa média de crescimento dos cabelos do couro cabeludo é de aproximadamente 0,35 mm/dia ou 1 cm/mês. Em média, 90% dos cabelos do couro cabeludo estão em fase anagénica, 1% em catagénica e 5% a 15% em telogénica. Após o transplante capilar, os enxertos capilares entram nas fases catagénica e telogénica. Por este motivo, o crescimento significativo dos enxertos capilares só é observado quando estas fases terminam, cerca de 2 a 4 meses após o transplante. Além disso, alguns dos cabelos nativos entram frequentemente na fase catágena e depois na fase telógena devido ao trauma da cirurgia (eflúvio telógeno).[4]

Aproximadamente 10% dos folículos capilares de um couro cabeludo sem calvície encontram-se na fase telógena. [4]

CÉLULAS ESTAMINAIS FOLICULARES

As células estaminais são caracterizadas pela sua multipotência e quiescência in vivo, sendo as células estaminais do folículo piloso fundamentais para a regeneração da unidade pilossebácea.[3] Um folículo piloso contém células estaminais epiteliais e mesenquimais. O principal nicho das células estaminais epiteliais foliculares está localizado na região do bojo.

É importante compreender que, embora a região do bojo tenha sido originalmente descrita como a protuberância anatómica do folículo piloso à qual o músculo eretor pili se liga, no seu sentido biológico como um nicho de células estaminais epiteliais, o bojo estende-se ao longo de toda a região do istmo.

Foram encontradas células estaminais mesenquimais na papila dérmica e na bainha dérmica. Estas células têm a capacidade de se diferenciar numa série de tipos de células, o que faz dos folículos pilosos uma fonte potencial de células multipotentes com significado terapêutico na medicina regenerativa

A presença de células estaminais nos folículos capilares abriu uma janela para novas estratégias de tratamento no restauro capilar. Várias equipas de investigação estão a trabalhar no sentido de isolar e cultivar células estaminais foliculares para as injetar ou transplantar no couro cabeludo calvo de um recetor, com o objetivo de formar novos folículos capilares ou de ativar e transformar folículos capilares vellus dormentes em folículos terminais.

ANATOMIA APLICADA: ALOPECIAS ADEQUADAS À CIRURGIA DE RESTAURAÇÃO CAPILAR

ALOPÉCIA

Termo genérico para designar a queda de cabelo, resulta de uma diminuição dos cabelos visíveis. Existem vários tipos de alopecia; alguns são permanentes e outros reversíveis. Neste capítulo, centrar-nos-emos na alopecia androgenética e nas alopecias cicatriciais, que são as razões para a maioria dos pedidos de cirurgia de restauro capilar.

ALOPECIA ANDROGENÉTICA

A alopecia androgenética, ou calvície comum, é caracterizada pelo enfraquecimento progressivo e visível dos cabelos do couro cabeludo em homens geneticamente susceptíveis e em algumas mulheres. O enfraquecimento é causado pela miniaturização gradual dos folículos capilares. A miniaturização resulta na conversão de cabelos grandes (terminais) em cabelos pequenos, pouco visíveis e despigmentados (vellus).[9]

O padrão clínico da alopecia androgenética masculina está bem descrito no sistema de classificação de Norwood. Mais frequentemente, a alopecia androgenética inicia-se com uma recessão bitemporal, seguida de calvície no vértice e queda de cabelo a meio da frente, poupando o couro cabeludo occipital, mesmo nos casos mais graves.[12]

O padrão da alopecia androgenética nas mulheres é caracterizado por um afinamento central difuso no couro cabeludo médio-frontal, tal como descrito por Ludwig.

Classification Systems
Norwood Classification

From Norwood OT, Shiell R, eds. Hair Transplant, 2nd ed. Springfield, Ill: Charles C Thomas, 1984.

The most commonly used classification for male pattern baldness is the one described by Norwood[3]:

Type I   There is minimal or no anterior hairline recession at the frontotemporal areas.

Type II   Triangular symmetrical frontotemporal recessions extend posteriorly no more than 2 cm anterior to the coronal plane drawn between the external auditory canals.

Type III   The frontotemporal recessions extend posteriorly beyond 2 cm anterior to the coronal line drawn between the external auditory canals.

Type III$_{vertex}$ Primarily a vertex hair loss but may be accompanied by a frontotemporal recession that does not exceed that described for type III.

Type IV   The frontotemporal recession is more severe than in type III. There is sparse or absent hair in the vertex area, but both areas are separated by a band of moderately dense hair that goes across the top of the head.

Type V   Hair loss in both the frontotemporal and vertex areas is more extensive and only separated by a narrower and sparser band of hair across the top.

Type VI   The band of hair that separated the frontotemporal area and vertex is gone. The two areas are interconnected. The entire area has extended laterally and posteriorly.

Type VII   This is the most severe form of male pattern baldness. There is only a narrow horseshoe-shaped band of sparse, fine hair.

Fig:4 Classificação de Norwood

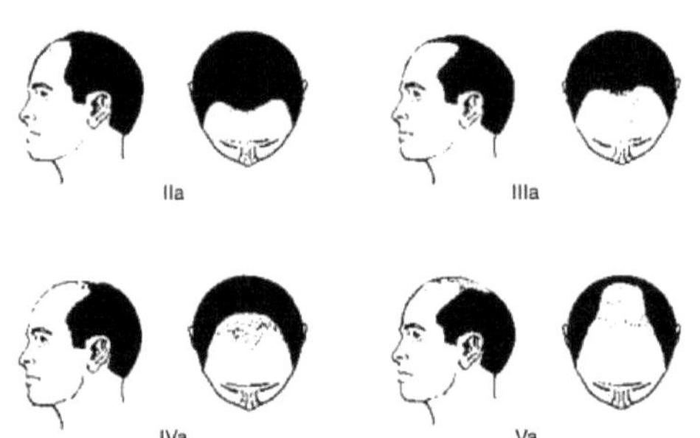

From Norwood OT, Shiell R, eds. Hair Transplant, 2nd ed. Springfield, Ill: Charles C Thomas, 1984.

Norwood also described a less common *type a* variant that applies to about 3% of cases of male pattern baldness in which the baldness starts at the anterior hair-line without a peninsula of hair and advances in a posterior direction. The type a anterior variance patterns are classified as follows:

Type IIa	The entire anterior hairline is high on the forehead. The mid-frontal peninsula is represented by only a few sparse hairs. The area of denudation extends no farther than 2 cm from the mid-frontal line.
Type IIIa	The area of denudation essentially reaches the midcoronal line.
Type IVa	The area of alopecia extends posterior to the midcoronal line.
Type Va	This is the most advanced degree of alopecia and extends further posteriorly. If it progresses, it may be indistinguishable from types V and VI.

Fig:5 Modificação da classificação de Norwood

ALOPECIAS CICATRICIAIS

A alopécia cicatricial pode ser dividida em primária e secundária. No tipo primário, o próprio cabelo é o principal alvo de destruição. Na alopécia cicatricial secundária, o folículo é um "espetador inocente" e é destruído de forma inespecífica.[15]

CLASSIFICATION OF SCARRING ALOPECIAS

Primary	Secondary
Frontal fibrosing alopecia	Burns
Lichen planopilaris	Radiotherapy-induced alopecia
Chronic lupus erythematosus	Traumatic injuries
Classic pseudopelade of Brocq	Postrhytidectomy
Folliculitis decalvans	Postfungal infection scarring
Central centrifugal cicatricial alopecia	

CARÁCTER PROGRESSIVO DA QUEDA DE CABELO

Sabemos que a calvície tem três causas: a hereditariedade, as hormonas e a idade. A hereditariedade é a melhor forma de avaliar a evolução futura da calvície de um doente.[6]

A hereditariedade é o melhor meio para avaliar a evolução futura da calvície de um doente. Normalmente, verificamos que a predisposição de um doente para a calvície pode ser rastreada até à sua genealogia materna: os avós e os irmãos maternos. A observação da genealogia materna permite-nos compreender melhor o tipo e a evolução da calvície do doente. Se o pai também for calvo, podemos estimar com mais precisão os seus limites e elaborar um plano pré-operatório adequado.[14]

A queda de cabelo, tanto nos homens como nas mulheres, ocorre naturalmente e tem normalmente uma origem genética. Estas condições hereditárias parecem ser controladas por um único gene autossómico dominante, ligado ao sexo. A expressão deste gene depende do nível de androgénios circulantes. Os primeiros sinais de enfraquecimento estão claramente correlacionados com a puberdade nos homens, quando os níveis de androgénios (testosterona) começam a aumentar, transformando gradualmente os pêlos terminais em pêlos velos.[6]

A testosterona segregada pelos testículos é o principal androgénio que circula no plasma dos homens, ao passo que nas mulheres os esteróides supra-renais sulfato de dehidroepiandrosterona, sulfato de androstenediol e 4-androstenediona são os proandrogénios mais abundantes. Um proandrogénio é um esteroide de 19 carbonos que é convertido no tecido alvo em androgénio ativo. A redução enzimática da testosterona e dos androgénios acima mencionados nas mulheres pela 5-alfa-reductase em dihidrotestosterona é necessária para a indução da queda de cabelo androgenética em homens e mulheres.[14]

PADRÕES DE QUEDA DE CABELO

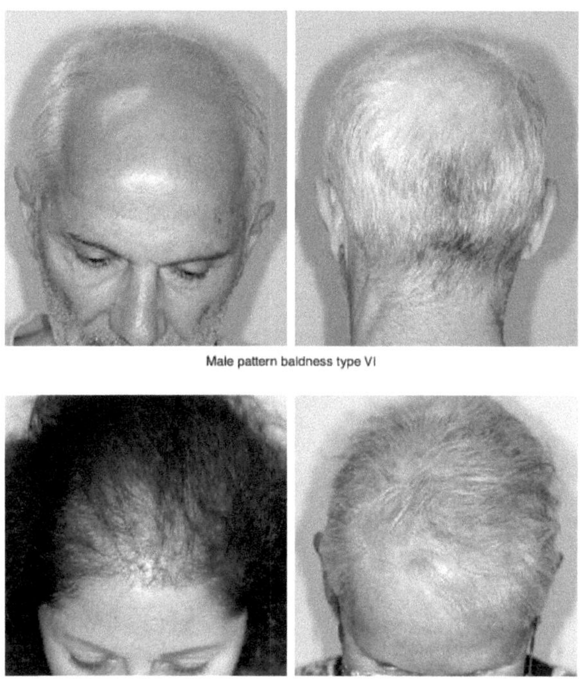

Fig:6 Padrões de queda de cabelo

A calvície de padrão masculino é de longe o tipo mais frequente, seguida da alopecia androgenética (de padrão) nas mulheres. Os doentes aqui apresentados representam padrões típicos de queda de cabelo.

PLANEAMENTO PRÉ-OPERATÓRIO E INSTRUÇÕES AO DOENTE

TOPOGRAFIA DO COURO CABELUDO

Um couro cabeludo inteiro mede aproximadamente 500 cm2 (50.000 mm2) e tem uma média de 200 cabelos/cm. Uma vez que o couro cabeludo normal sem calvície tem uma unidade folicular/mm2 e cada unidade contém uma média de dois cabelos (uma densidade de dois cabelos/mm2), existe um total de aproximadamente 100.000 cabelos. Este número varia, naturalmente, de doente para doente.[10]

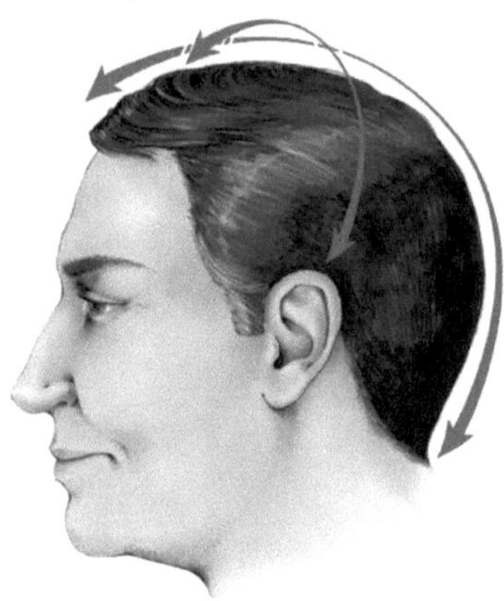

Fig:7 Topografia do couro cabeludo

SELECÇÃO DO LOCAL DO DADOR

As melhores zonas dadoras são as zonas onde o cabelo tende a crescer permanentemente - principalmente as regiões occipital e temporal. Idealmente, a elipse do dador é tirada a 3 a 4 cm da franja superior da calvície e do limite inferior da linha do cabelo nas zonas occipital ou temporal inferiores.[3]

QUALIDADE DO CABELO

Dependendo da qualidade do cabelo (espessura, textura, cor e ondulação), é possível obter uma melhoria significativa nas áreas de calvície na parte da frente do couro cabeludo ou em toda a área de calvície.

A aparência de plenitude tem a ver com a massa capilar, que está relacionada com o número de cabelos, a espessura dos fios de cabelo individuais, a textura e a cor do cabelo e a ondulação do cabelo.

Ao transplantar cabelo num paciente com pele clara e cabelo preto, espesso ou grosso, o cirurgião deve informá-lo de que a densidade alcançada numa sessão provavelmente não será suficiente para disfarçar o contraste entre o couro cabeludo e o cabelo (haverá "transparência"). Provavelmente, será necessária uma segunda sessão no futuro para criar o aspeto ideal da plenitude do cabelo.[6]

O cabelo preto e encaracolado proporciona uma boa densidade numa única sessão, o cabelo encaracolado proporciona resultados muito naturais com uma boa densidade numa única sessão. Normalmente, não é necessário um segundo procedimento de substituição, exceto se a queda de cabelo do paciente for de natureza progressiva

Os pacientes devem ser avisados de que podem ser necessárias duas sessões e, ocasionalmente, três sessões para obter a densidade desejada, assumindo que existe cabelo dador suficiente.

DISTÂNCIA ENTRE ENXERTOS

Deve ser mantida uma distância de 1 a 2 mm entre os enxertos durante uma determinada sessão, mas uma vez que o couro cabeludo tenha cicatrizado e o cabelo comece a crescer, os espaços podem ser enxertados de modo a que a densidade desejada seja finalmente obtida.[1]

Os doentes jovens, especialmente os que têm menos de 30 anos, são mais exigentes no que diz respeito à densidade, pelo que devem ser planeados procedimentos adicionais.[6]

RÁCIO ENTRE A SUPERFÍCIE DO CABELO DO DADOR E A ÁREA DO RECEPTOR

Mais uma vez, os candidatos devem ter uma relação favorável entre a superfície do cabelo dador e a área recetora, e a densidade da área dadora deve ser adequada à área a ser enxertada. As recessões frontotemporais devem ser incorporadas no plano para linhas de cabelo maduras. A ênfase é colocada na linha do cabelo frontal em vez de na coroa, especialmente se o local doador for limitado.[31]

Se a relação entre a área doadora e a área recetora for favorável, transplantamos toda a área de calvície. Se a relação entre a área doadora e a área recetora não for favorável, podemos transplantar apenas a linha do cabelo da frente ou um antebraço mediano. Se for evidente que o cabelo do dador é insuficiente, o cirurgião pode optar por não proceder ao transplante.[3]

DESENHO E POSIÇÃO DA LINHA DO CABELO À FRENTE

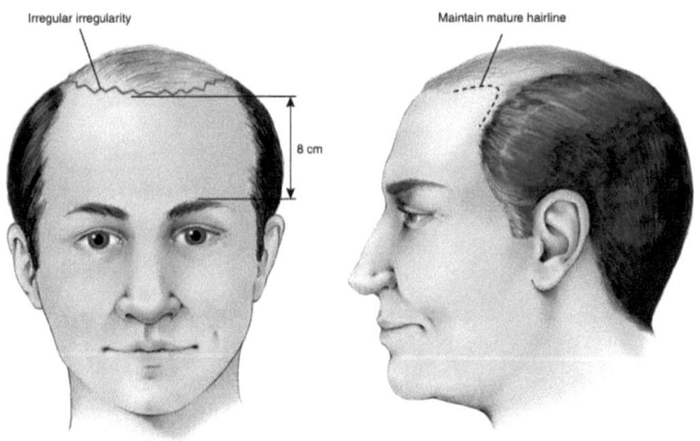

Fig:8 Desenho e posição da linha do cabelo da frente

O desenho e a posição da linha do cabelo da frente também são fundamentais para um resultado natural. O objetivo é obter uma linha de cabelo madura. O tamanho e a forma da cabeça variam de pessoa para pessoa, o mesmo acontecendo com a posição da linha do cabelo. Geralmente, uma distância de cerca de 8 cm de uma linha horizontal acima das sobrancelhas até à linha do cabelo na linha média funciona bem, mas em alguns doentes é adequada uma distância ligeiramente maior ou menor, dependendo das caraterísticas faciais específicas e da forma e tamanho da cabeça; a inter-relação e as proporções da face e do crânio também são factores importantes.

EDUCAÇÃO DOS DOENTES

Uma boa comunicação é fundamental para garantir que o paciente tem expectativas realistas sobre o que pode ser alcançado durante uma sessão inicial de transplante capilar. É importante avisar o paciente de que o resultado final não será imediatamente evidente; ele ou ela precisa de ser paciente enquanto os enxertos amadurecem e crescem durante os próximos 5 ou 6 meses e demora um ano para obter o resultado final. Podem ser necessárias várias sessões para atingir a densidade de cabelo adequada, tendo em conta a natureza progressiva da queda de cabelo.

INSTRUÇÕES PRÉ-OPERATÓRIAS

1. Não tomar aspirina, ibuprofeno ou medicamentos anti-histamínicos para a alergia nos 10 dias anteriores à cirurgia.

2. Usar roupa velha e confortável, uma vez que esta pode sujar-se durante a cirurgia.

3. Tomar providências para o transporte de e para a cirurgia.

4. No dia anterior e no dia da cirurgia, lave o cabelo com um champô suave, como Neutrogena, Progaine ou Johnson & Johnson baby sham poo. Massaje suavemente todo o couro cabeludo.

5. Não é necessário efetuar um corte de cabelo especial. O cabelo será preparado na clínica. Preferimos que o cabelo na área doadora tenha 1½ polegadas ou mais para ajudar a esconder a área doadora do transplante no pós-operatório.

6. Poderá querer trazer vídeos para ver durante a cirurgia.

INSTRUÇÕES PÓS-OPERATÓRIAS

1. Repouso durante as primeiras 72 horas após a cirurgia, mantendo a cabeça elevada num ângulo de 45 graus. A partir do primeiro dia de pós-operatório, é importante levantar-se e andar; inicialmente, peça a alguém que o ajude.

2. O inchaço das pálpebras e da região da testa ocorrerá no segundo ou terceiro dia; isto é causado pela solução salina normal e pelo anestésico local que foram injectados no couro cabeludo recetor durante o procedimento. O inchaço desaparece normalmente ao sétimo dia de pós-operatório. Pode aplicar compressas frias nestas áreas.

3. O penso tipo capacete será retirado no segundo dia. Depois disso, deve lavar o cabelo diariamente com água morna ou à temperatura ambiente (evitar água quente), utilizando um champô suave como Progaine ou Neutrogena. Certifique-se de que a cabeça do chuveiro está regulada para baixa pressão, ou utilize um copo para lavar e enxaguar.

4. Depois de retirar a ligadura, use um chapéu ou boné para se proteger, especialmente quando sair à rua.

5. Começar a aplicar minoxidil a 5% (vendido sem receita médica) duas vezes por dia durante os primeiros 6 meses. Este procedimento é opcional. Isto ajudará a acelerar o crescimento do cabelo recém-transplantado e pode minimizar o enfraquecimento inicial em pacientes que ainda têm cabelo na área enxertada. Se ocorrer irritação do couro cabeludo, pare por alguns dias e depois comece a usar minoxidil 2%. Se a irritação persistir, interromper a sua utilização.

6. Evitar o seguinte:

- Conduzir até que o inchaço das pálpebras (se existir) tenha desaparecido.

- Fumar nas primeiras 2 semanas.

- Exercício extenuante ou actividades desportivas nas primeiras 2 semanas.

- A exposição ao sol ou ao calor excessivo durante pelo menos 3 semanas.

7. Os pontos da zona dadora serão retirados cerca de 10 dias após a cirurgia.

8. As pequenas crostas à volta do microenxerto cairão naturalmente 10 dias após a cirurgia, juntamente com algum do cabelo transplantado. No entanto, nessa altura, a raiz do cabelo já está incorporada de forma segura no couro cabeludo e não está em risco.

9. O crescimento do cabelo começa 3-4 meses após a cirurgia e aos 6 meses geralmente podemos ver uma melhoria significativa, mas o resultado final demorará 1 ano.

10. Se tiver dúvidas ou preocupações, contacte o escritório.

EQUIPAMENTOS E FORNECIMENTOS

As necessidades de equipamento para procedimentos são bastante básicas, exceto no que se refere às lâminas especiais, pinças de joalheiro e equipamento de ampliação.

NECESSIDADES CIRÚRGICAS

- A American Association for Accreditation of Ambulatory Surgical Facilities (AAASF) e a Joint Commission on Accreditation of Healthcare Organizations (JACO) são boas opções

Equipamento cirúrgico de base

- Pega Bard Parker

- Lâminas cirúrgicas n.º 11

- Lâminas Sharpoint n.º 22,5 e 15 graus, que encaixam perfeitamente nos cabos das lâminas Beaver - Repare no ângulo das lâminas Sharpoint: uma tem 22,5 graus e a outra tem 15 graus. A de 22,5 faz uma incisão no local recetor ligeiramente maior do que a de 15. Gosto da lâmina de 15 graus para trabalhos faciais e na parte frontal da linha do cabelo.

- 3-0 Prolene

- Microscópio Mantis (103)

- Lupas de aumento (3,53)

- Iluminação de fundo para dissecção de enxertos

- Placas de Petri refrigeradas para preservação do enxerto NECESSIDADES DE APÓS-ADESÃO

- Adaptável

- Pomada Polysporin

- Kerlex

- Ligadura Ace de 3 polegadas

O Adaptic, o Kerlex e a ligadura Ace de 3 polegadas são utilizados durante 48 horas.

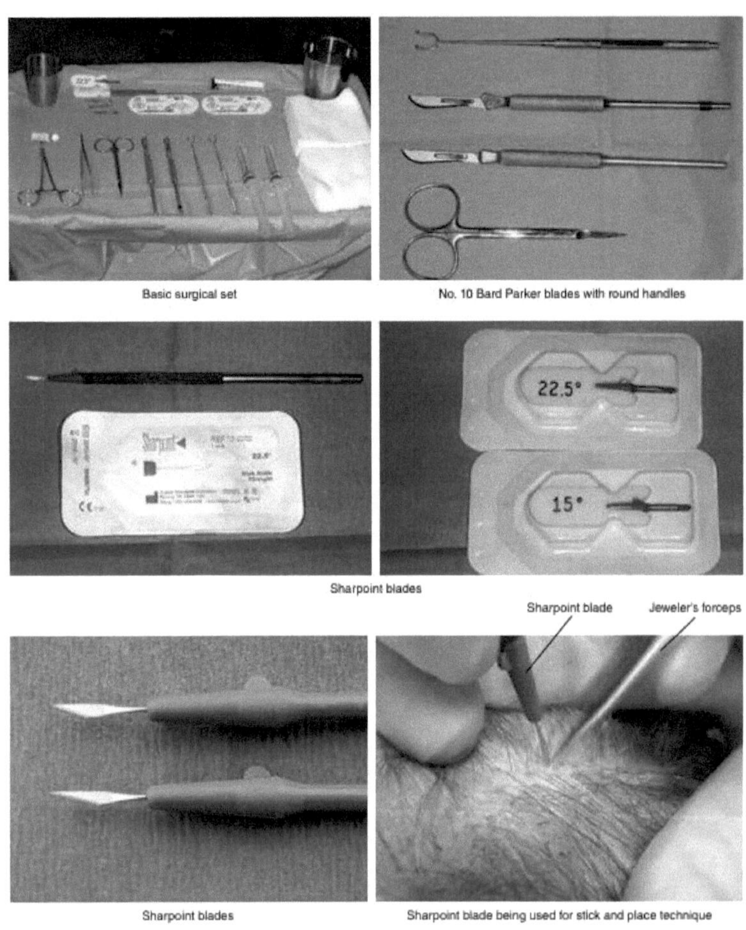

Fig:9 Equipamento cirúrgico I

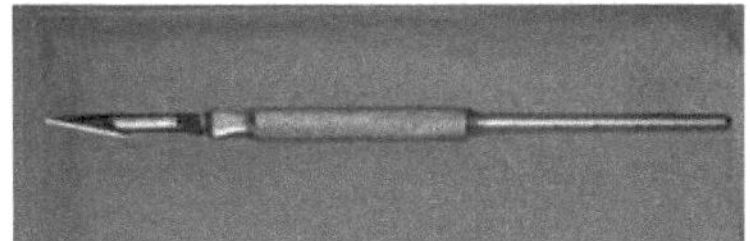

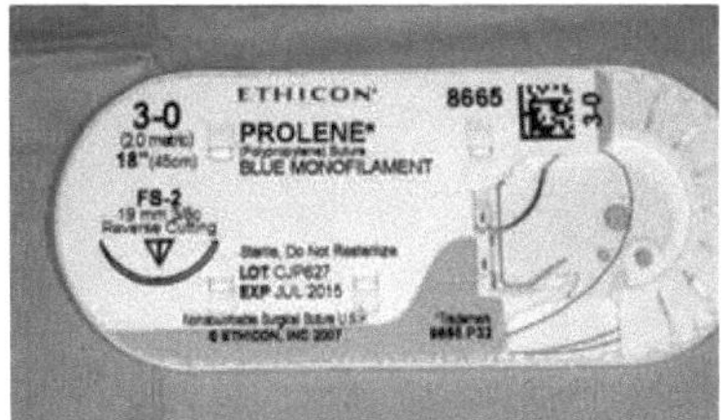

Fig:10 Equipamento cirúrgico II

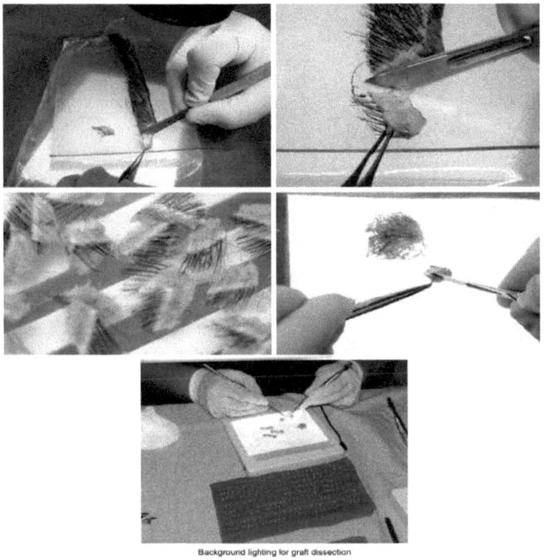

Fig:11 Preparação do enxerto

PONTOS-CHAVE PARA UM TRANSPLANTE DE CABELO NO COURO CABELUDO COM ASPECTO NATURAL

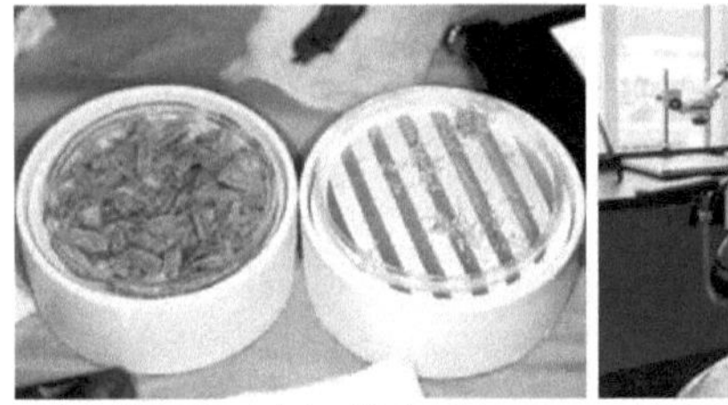

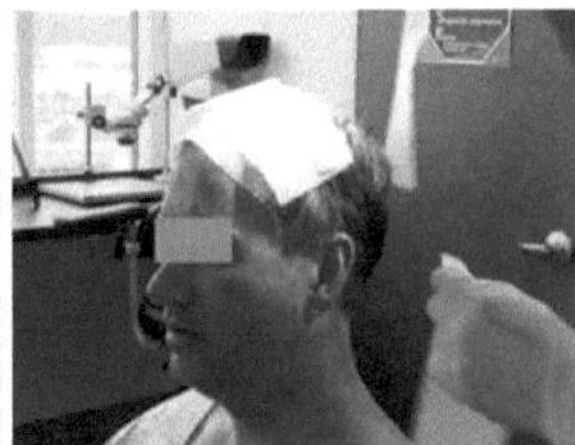

Fig:12 Placas de Petri refrigeradas para preservação de enxertos e Adaptic, Kerlex e ligadura Ace de 3 polegadas

Estes elementos são essenciais para um bom resultado:

- Enxertos pequenos

- Linha do cabelo de nível A

- Um design natural

- Densidade capilar suficiente

- Sem cicatrizes detectáveis

O transplante capilar não é apenas uma questão de fazer crescer o cabelo enxertado, mas também de fazer com que o cabelo cresça e tenha um aspeto natural

CORRECÇÃO DA CALVÍCIE MASCULINA

Na nossa experiência, os microenxertos e mini-enxertos de unidades foliculares provaram ser seguros e eficazes no tratamento da queda de cabelo e continuam a ser a abordagem preferida para o restauro capilar devido aos resultados naturais produzidos com cicatrizes residuais e tempo de recuperação mínimos.[13]

MARCAÇÕES PRÉ-OPERATÓRIAS

Preparação do local do destinatário

As marcações pré-operatórias delineiam o desenho e o nível da linha do cabelo proposta. Não existe um número mágico para a distância entre as sobrancelhas e a linha do cabelo ideal, porque existe uma grande variação entre indivíduos em termos de dimensões da cabeça e proporções craniofaciais. No entanto, como regra geral, uma distância estética agradável é de cerca de 8 cm entre a glabela média e a linha do cabelo. Marcamos esta distância de acordo com o que nos parece adequado e esteticamente agradável, incorporando irregularidades na parte da frente da linha do cabelo para imitar a natureza.[52]

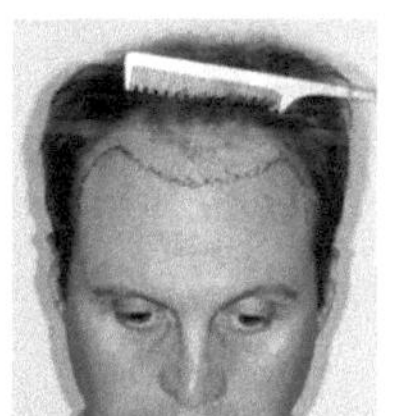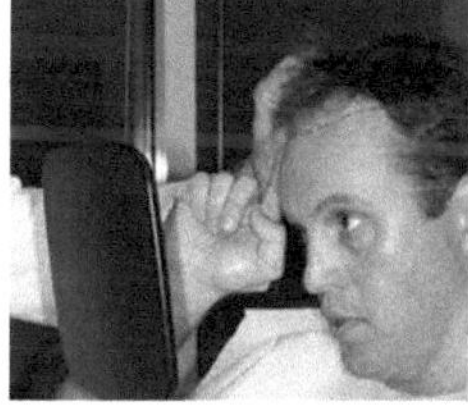

Fig: 13 Marcações pré-operatórias

As recessões frontotemporais são incluídas numa linha de cabelo frontal conservadora e madura. O paciente revê então as marcações para se certificar de que compreende o plano e está de acordo.

PREPARAÇÃO DO LOCAL DO DADOR

A zona dadora é preparada delineando a elipse tentativa do dador com um marcador cirúrgico. O cabelo dentro da elipse planeada é aparado com uma tesoura ou com uma máquina de cortar cabelo eléctrica. Utiliza-se fita Micropore de uma polegada no bordo cefálico da zona doadora para separar o cabelo para cima e para fora do caminho.[52]

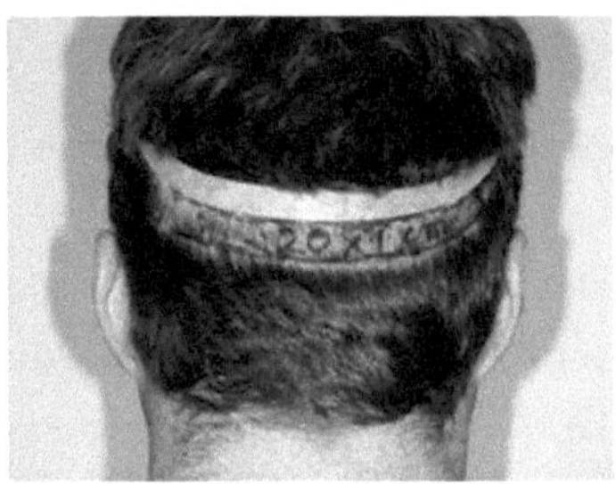

Fig:14 Preparação do local do dador

A elipse do dador é desenhada horizontalmente na zona occipital; tem 1 cm e não mais de 2 cm de largura e o comprimento necessário, muitas vezes até 25 a 32 cm, estendendo-se bem até às zonas temporais. O facto de a elipse não ter mais de 1 ou 2 cm de largura garante um fecho sem tensão e um grau mais seguro e previsível de cicatrização mini-maligna.

As zonas occipitotemporais são geralmente as zonas onde o cabelo é mais espesso e mais permanente; é por isso que são ideais como zonas dadoras.

TÉCNICA

O procedimento consiste em três componentes: (1) colheita no local do dador, (2) dissecção do enxerto e (3) inserção do enxerto.

Colheita no local do dador

O tamanho da elipse doadora varia em função do número de enxertos previstos ou do tamanho da área a enxertar, bem como da densidade capilar da zona doadora e da flexibilidade e elasticidade do couro cabeludo doador. Deve ser colhida apenas a quantidade de couro cabeludo necessária, mas o cirurgião deve assegurar-se de que é obtido couro cabeludo dador suficiente para o número de enxertos planeados e que o defeito dador pode ser fechado sob tensão mínima.[52]

A laxidez do couro cabeludo varia de pessoa para pessoa. O cirurgião deve estar atento à presença de tecido cicatricial de procedimentos anteriores, uma vez que isso resultará numa redução da elasticidade e da flexibilidade do couro cabeludo dador. O couro cabeludo da maioria dos pacientes permite a colheita de elipses de 1 a 1,5 cm de largura (ocasionalmente até 2 cm) com tensão mínima no fecho. O cirurgião deve apalpar o couro cabeludo dador para avaliar a sua frouxidão, elasticidade e flexibilidade.[52]

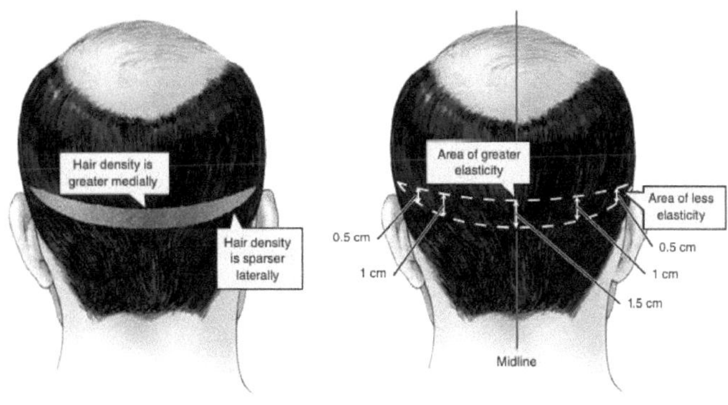

Fig:15 Colheita no local doador

Uma elipse longa, estreita e horizontal do doador é preferível a uma elipse curta e larga. A densidade do cabelo e a elasticidade da zona occipital doadora são geralmente maiores perto da linha média. O cabelo torna-se mais esparso e o couro cabeludo menos elástico mais lateralmente, particularmente sobre a área mastoide. O couro cabeludo acima das orelhas é geralmente pouco elástico. Estes factores devem ser tidos em consideração para que a elipse possa ser concebida de forma a permitir o encerramento com o mínimo de tensão

Normalmente, a densidade do cabelo na área doadora é de aproximadamente 200 cabelos/cm2 (entre 130 e 280 cabelos/cm2). O diâmetro dos fios de cabelo individuais varia de 0,06 a 0,14 mm.[52]

Nesta altura, o doente está em posição supina. A cabeça é virada para a esquerda e uma lâmina de Bard Parker n.º 10 ou n.º 15 é utilizada para efetuar as incisões paralelas aos folículos pilosos. Colhemos inicialmente cerca de um terço a metade da elipse do dador (primeiro o lado direito) para que os assistentes possam começar a preparar os enxertos o mais cedo possível.

DONOR SITE DIMENSION GUIDELINES

Micrograft and Minigraft Follicular Units (number of hairs)	Hair Density (hairs/cm²)		
	150 (low)	200 (average)	201-250 (high)
500-600 (± 1500 hairs)	10 × 1 cm ellipse	6-7 × 1 cm ellipse	5 × 1 cm ellipse
1000-1200 (± 3000 hairs)	20 × 1 cm ellipse	15 × 1 cm ellipse	10 × 1 cm ellipse
1500-1800 (± 4500 hairs)	25 × 1 cm ellipse	20 × 1 cm ellipse	15 × 1 cm ellipse
2000-2500 (± 6000 hairs)	30 × 1.5 cm ellipse	30 × 1 cm ellipse	25 × 1 cm ellipse

NOTE: All ellipses are 1-1.5 cm wide, tapering only at the 1-0.5 cm ends. (If there is sufficient scalp laxity the incision may be up to 2 cm in width.)

Fig:16 Dimensão do local doador

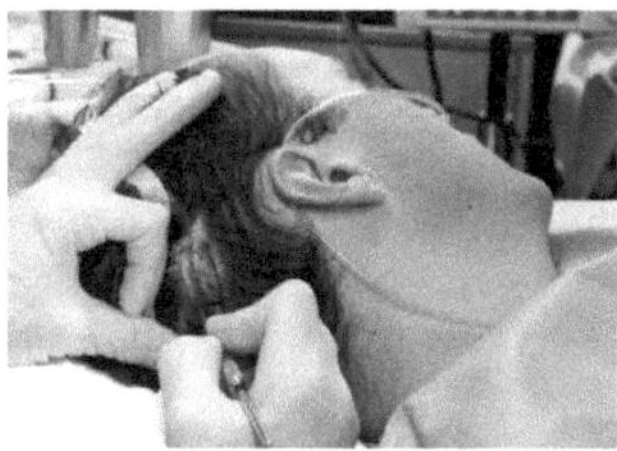

Fig: 17 Incisão paralela aos folículos pilosos (primeiro no lado direito)

Nesta altura, o doente está em posição supina. A cabeça é virada para a esquerda e é utilizada uma lâmina Bard Parker n.º 10 ou n.º 15 para efetuar as incisões paralelas aos folículos pilosos.

A metade direita da elipse do dador é colhida com uma ampliação de lupa de 3,53. O plano de dissecção é profundo até aos folículos pilosos e suficientemente superficial para evitar lesões em vasos e nervos sensoriais importantes, deixando frequentemente um pouco de tecido adiposo subcutâneo sobre a gálea ou a fáscia. É apresentada a metade direita da faixa dadora.[52]

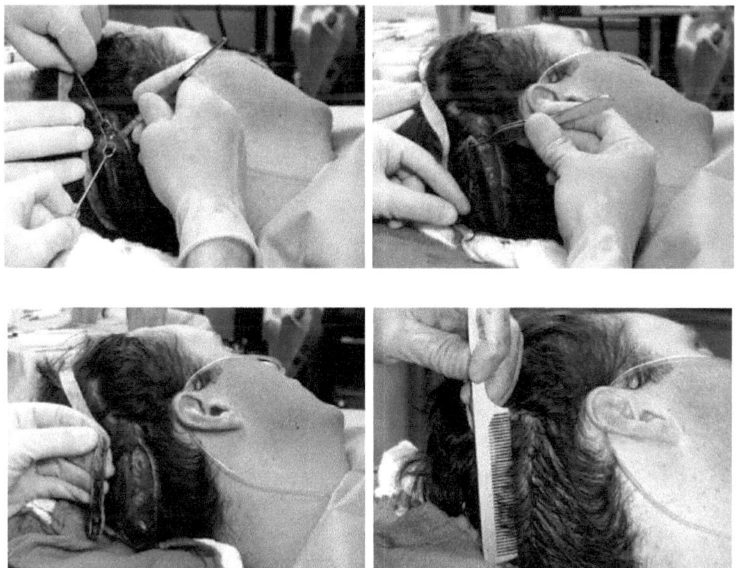

Fig:18 Colheita de enxerto do local doador

A metade direita da elipse doadora é agora entregue à equipa de dissecção do enxerto. Normalmente, sem a necessidade de minar, fechamos a metade direita da elipse doadora com uma sutura contínua com Prolene 3.0. De seguida, a metade esquerda da tira doadora é colhida enquanto os nossos assistentes dissecam os enxertos.

DISSECÇÃO DO ENXERTO

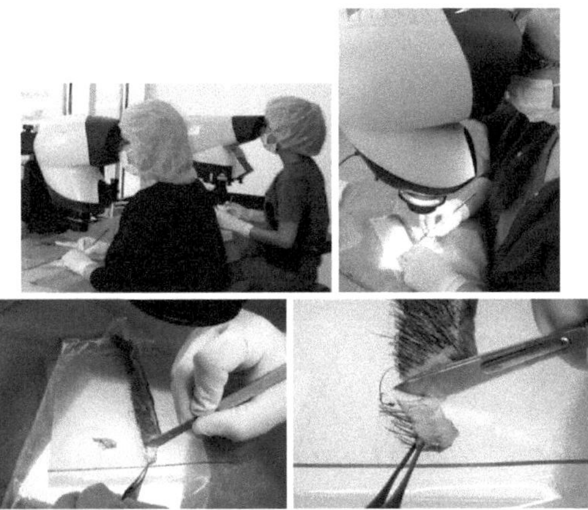

Fig:19 Dissecção do enxerto

A equipa de dissecção começa por processar a elipse do dador em fatias de 1,5 a 2 mm de espessura, paralelas aos fios de cabelo (A.B.). Utilizam uma ampliação de 103 no microscópio ou uma ampliação de 3,53 na lupa para o processo de dissecção do enxerto.

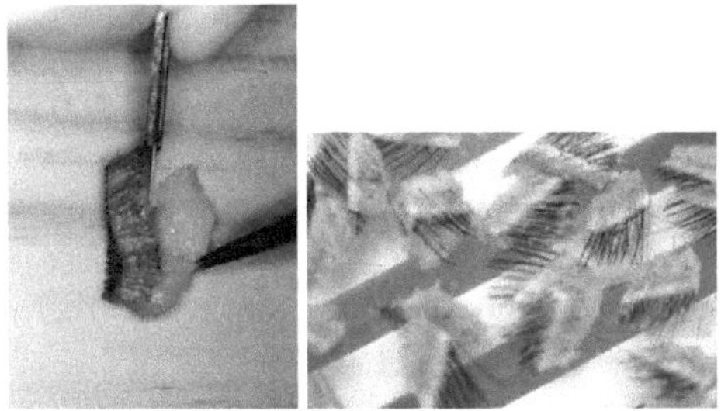

Fig:20 A tira doadora pode ser dissecada em 0,5 a 1 cm

Em alternativa, a tira doadora pode ser dissecada em tiras de 0,5 a 1 cm de largura (U.C.) com movimentos rápidos e precisos, incisando paralelamente às hastes capilares e às unidades foliculares, preservando assim intactos cerca de 95% dos folículos capilares, desde a raiz até à superfície.

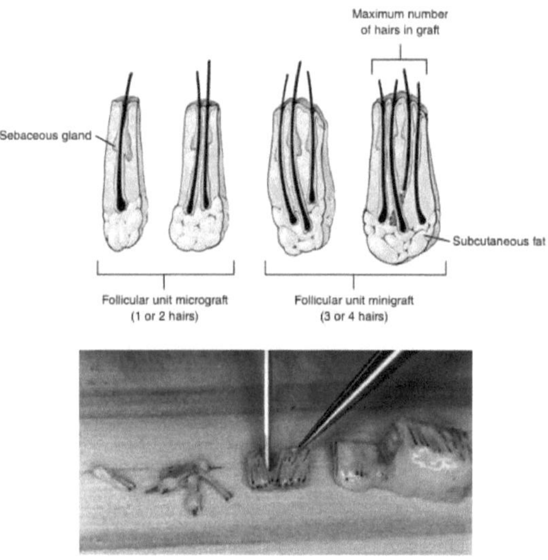

Fig:22 Corte de gordura subcutânea

A gordura subcutânea é cortada, deixando um pouco à volta dos folículos, o que é importante para a futura nutrição do cabelo. Os assistentes dissecam então as fatias em enxertos FU enquanto o cirurgião continua a colheita e o encerramento da zona dadora.[52]

Os pontos-chave a ter em conta na dissecção do enxerto são:

- As FUs devem ser mantidas intactas sempre que possível.

- Em pacientes com cabelos escuros, a ampliação de lupa 3,53 é suficiente para dissecar a maioria dos enxertos como UFs.

- Nos doentes com cabelos muito claros ou brancos, utilizamos 103 microscópios para uma dissecção segura dos enxertos; preferimos o microscópio Mantis.

- Em doentes com cabelo claro ou grisalho, podem ser necessários microscópios cirúrgicos e iluminação de fundo para uma dissecção mais precisa

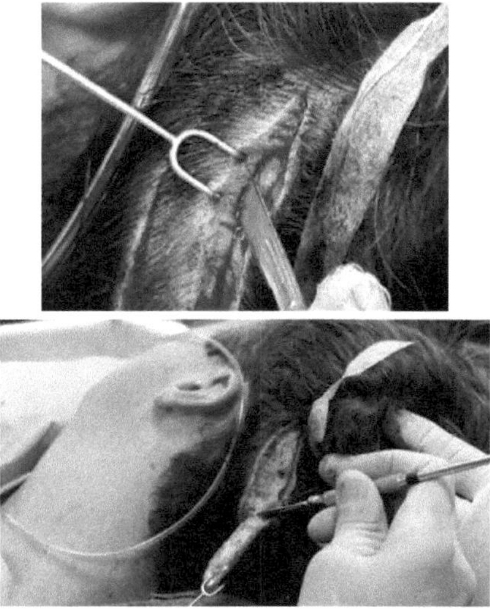

Fig: 22 Enquanto os assistentes dissecam os enxertos, o cirurgião continua a colheita e o fecho da segunda metade da faixa doadora.

ENCERRAMENTO DO LOCAL DO DADOR

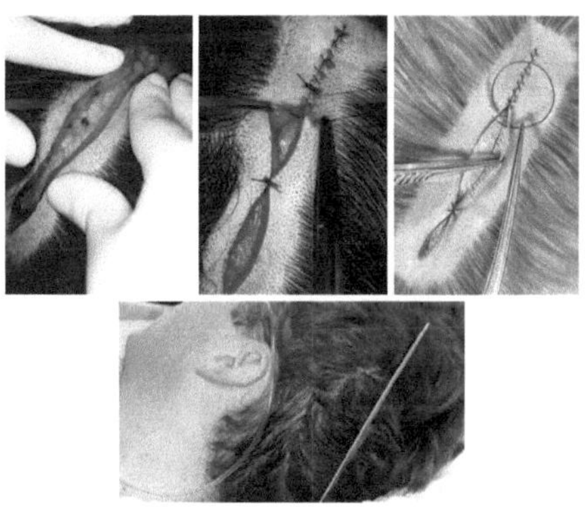

Fig:23 Encerramento do local doador

Através da utilização de tração digital, estimar se é necessário minar para assegurar um encerramento sem tensão, uma vez que o encerramento sob tensão indevida pode causar problemas e deve ser evitado.

Uma sutura contínua não absorvível é aplicada superficialmente na derme para não danificar os folículos. Esta doente é mostrada durante e imediatamente após o encerramento da incisão com Prolene 3-0 e sem descolamento. A sutura contínua permanece no local durante 7 dias. Aplicamos compressas de gaze húmida com solução salina e ligaduras suaves durante 2 dias após a sessão de enxerto

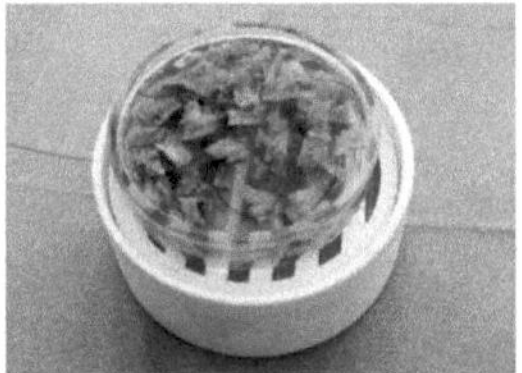

Fig:24 Placas de Petri refrigeradas para preservação de enxertos

O couro cabeludo colhido e todos os enxertos são mantidos refrigerados numa solução salina normal até os enxertos serem transplantados.

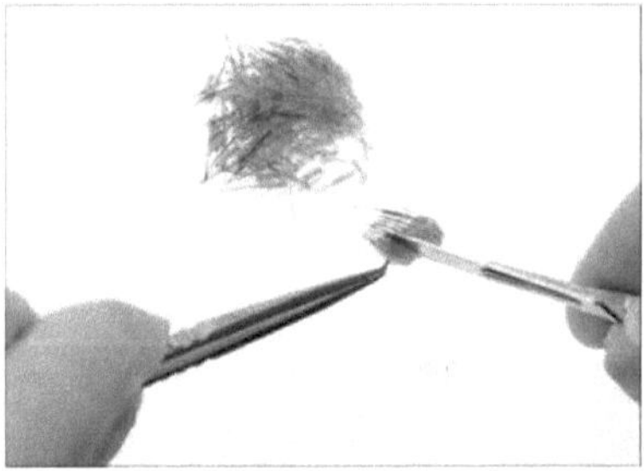

Fig:25 Dissecção das fatias finas em FU de um ou dois cabelos com iluminação de fundo

Prossegue-se com a dissecação cuidadosa das fatias finas em microenxertos de FU de um ou dois pêlos e mini-enxertos de FU de três ou quatro pêlos. Isto é feito com iluminação de fundo, utilizando uma lâmina de bisturi n.º 10 e ampliação. Esta é a parte mais entediante do procedimento, mas um dos passos mais importantes. Os enxertos têm de ser manuseados com cuidado e de forma atraumática. Quanto mais escuros e espessos forem os fios de cabelo do indivíduo, mais fácil será a dissecação dos enxertos.

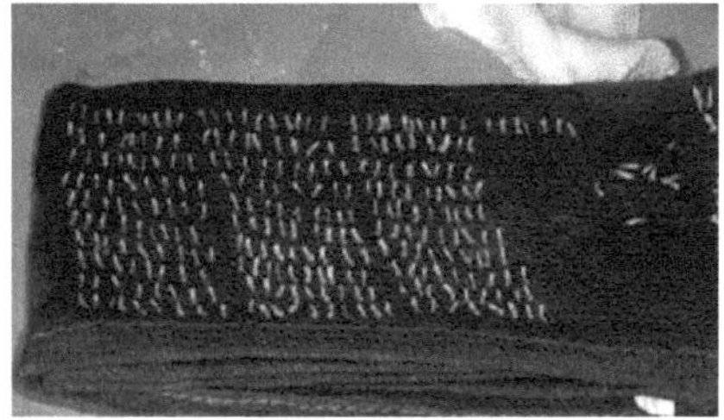

Fig:26 Os enxertos são alinhados em filas numa toalha cirúrgica verde ou azul húmida

Nesta altura, já terão sido dissecadas várias centenas de enxertos. Estes são alinhados em filas numa toalha cirúrgica verde ou azul molhada e estão agora prontos para serem inseridos. O processo de dissecção e inserção do enxerto continua até que todos os enxertos sejam transplantados.

INSERÇÃO DO ENXERTO

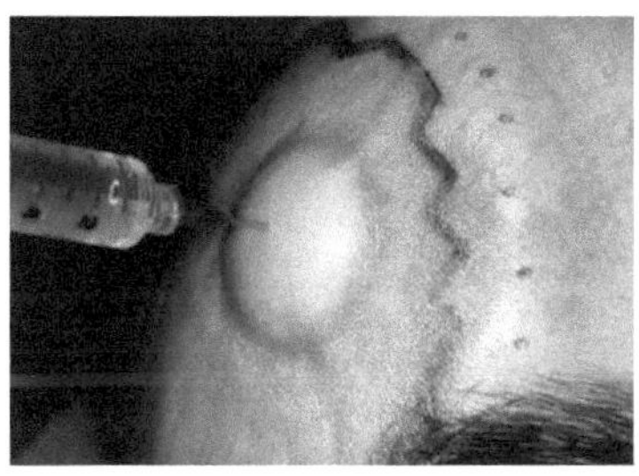

Fig:27 Infiltração da solução tumescente

Nesta fase do procedimento, a infiltração de solução tumescente na área receptora é fundamental para promover a hemostase e produzir um edema temporário do couro cabeludo, o que facilita a inserção do enxerto com um mínimo de hemorragia e limita o descolamento do enxerto.

A solução tumescente é composta por:

- 120 ml de solução salina normal

- 20 ml de lidocaína simples a 2%

- 1 ml de epinefrina 1:1000 (1 mg)

- 40 mg de triamcinolona (Kenalog)

TÉCNICA DE COLAR E COLOCAR

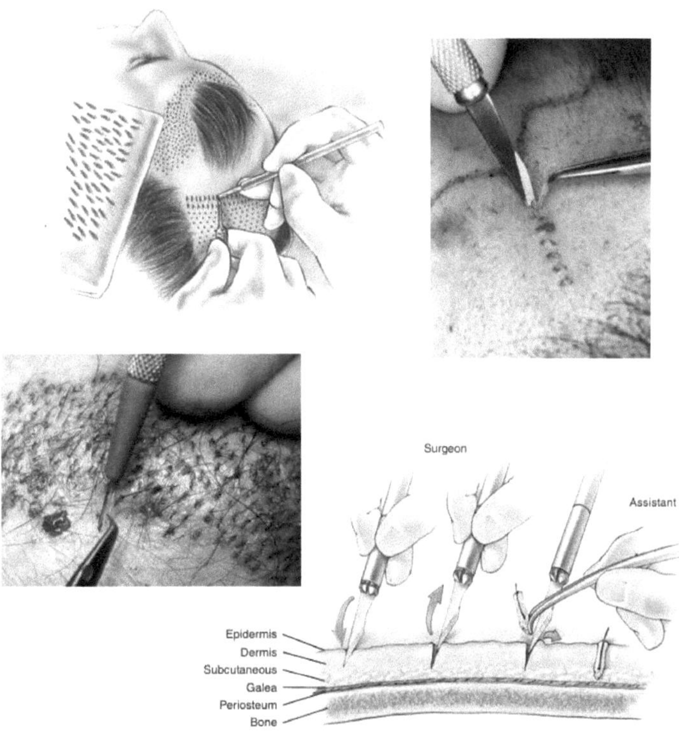

Fig:28 Técnica de colar e colocar

As lâminas cirúrgicas preferidas para a inserção do enxerto são a lâmina 65 Beaver e a lâmina 22.5 Sharpoint para os 2 cm anteriores da linha do cabelo para criar uma zona de transição agradável, criando intencionalmente uma ligeira irregularidade para imitar a natureza. Com estas lâminas, as cicatrizes são sempre indetectáveis. A unidade folicular é colocada no orifício e a introdução é completada com a ajuda da lâmina. Trata-se de uma manobra sincronizada a que chamamos stick and place.

Na zona posterior do couro cabeludo e da coroa, preferir a lâmina n.º 11.

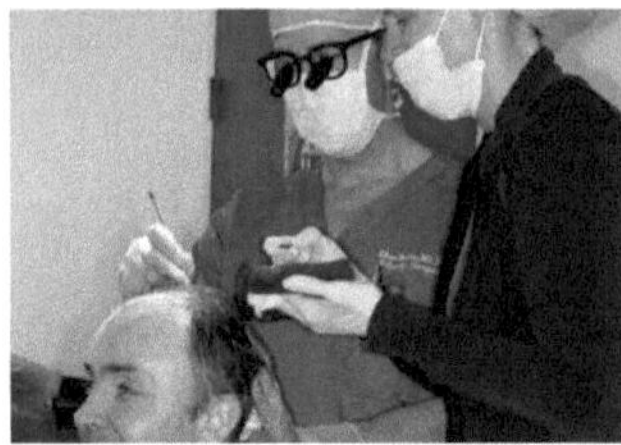

Fig:29 Quando se trabalha com a coroa, é muitas vezes mais prático e confortável ter o doente sentado na vertical

O bolbo capilar propriamente dito nunca deve ser agarrado para evitar traumas nesta estrutura delicada. É preferível pegar no enxerto pela gordura por baixo do bolbo ou por cima do bolbo com uma pressão de preensão tão suave quanto possível. A pressão sobre a lâmina traduz-se numa pressão de aperto muito maior na ponta da pinça de joalheiro.

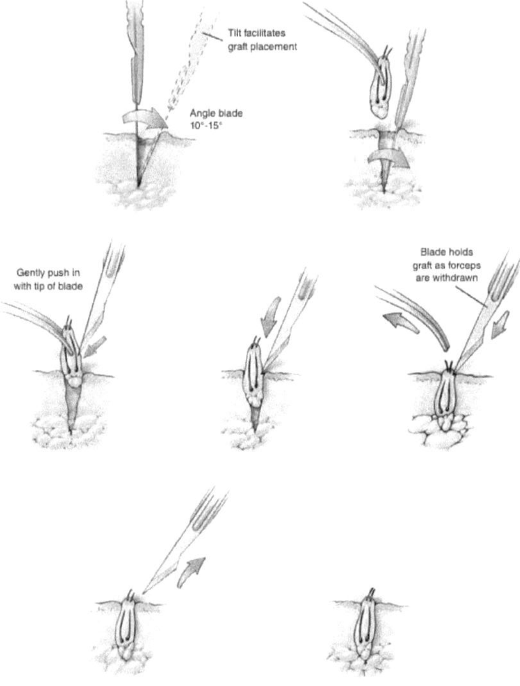

Fig:30 Angulação para a entrada da fenda para a inserção dos enxertos.

Depois de feita a fenda para o enxerto, a lâmina é inclinada cerca de 10 a 15 graus para abrir a entrada da fenda para a inserção dos enxertos. À medida que o enxerto é inserido, a lâmina é retirada e a ponta é utilizada para manter o enxerto no sítio.[52]

A probabilidade de os enxertos saltarem é menor se o cirurgião mantiver inicialmente uma distância de 4 a 5 mm entre os enxertos e continuar a enxertar outras áreas, deixando cerca de 20 minutos para que o fibrinogénio se transforme em fibrina, o que fixa um pouco os enxertos. Depois, o cirurgião pode voltar a enxertar os espaços entre eles e a distância entre enxertos passa a ser de 2 a 2,5 mm. O mesmo processo é repetido várias vezes até que os enxertos estejam o mais próximo possível, geralmente a 1 a 2 mm um do outro; este é o "empacotamento denso". Isto equivale a cerca de 35 a 40 enxertos FU por cada centímetro quadrado. Quanto mais afiada for a lâmina, menor é a pressão exercida ao fazer as fendas, o que ajuda a diminuir a probabilidade de o enxerto saltar para fora. No início do procedimento, podem ser inseridos cerca de 100 enxertos com uma lâmina. No entanto, no final do procedimento, os enxertos tendem a sair com mais frequência e a lâmina pode ter de ser substituída após 10 a 20 cortes.[52]

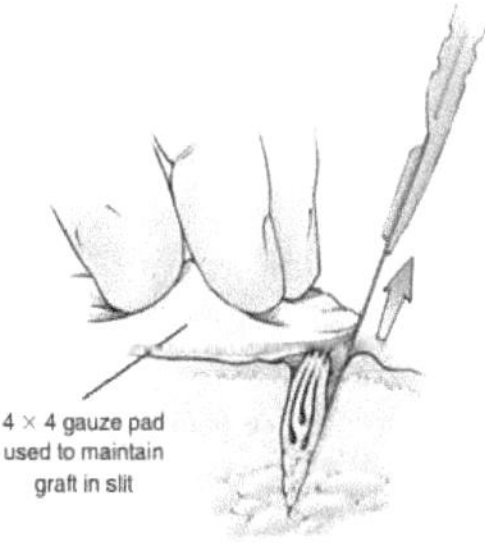

Fig:31 A utilização de uma compressa de gaze 4 X 4 também pode ajudar a evitar que os enxertos saiam quando a lâmina cirúrgica é retirada

Os enxertos não devem ser inseridos demasiado fundo. A epiderme do enxerto deve ser ligeiramente superficial à epiderme do couro cabeludo recetor. Se o enxerto for colocado em profundidade, a epiderme do couro cabeludo fecha-se sobre o enxerto e origina invariavelmente um pelo encravado e/ou um quisto. Após o fecho, devem ser visíveis várias pequenas protuberâncias, como se pode ver acima, mas à medida que cicatrizam, estas vão-se achatando e o couro cabeludo fica liso.

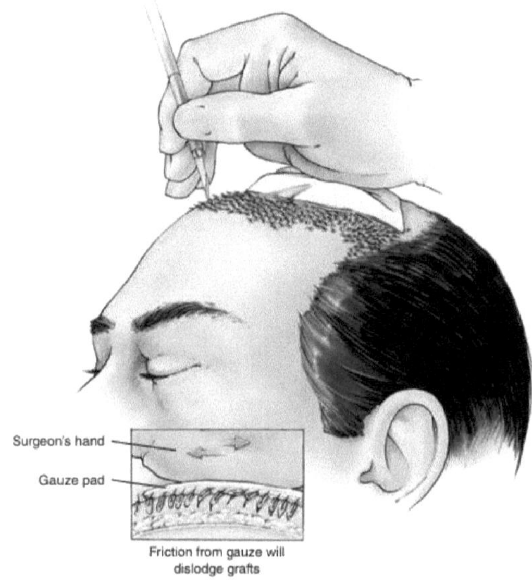

Fig:32 A utilização de uma compressa de gaze húmida 4 X 4 ajuda a evitar que os enxertos se desloquem

Para garantir a estabilidade, o cirurgião pode apoiar suavemente a mão na cabeça do doente com uma compressa de gaze 4 X 4 húmida na interface. No entanto, deve ser evitada qualquer fricção para impedir a deslocação dos enxertos das fendas correspondentes.

PENSOS PARA CUIDADOS PÓS-OPERATÓRIOS

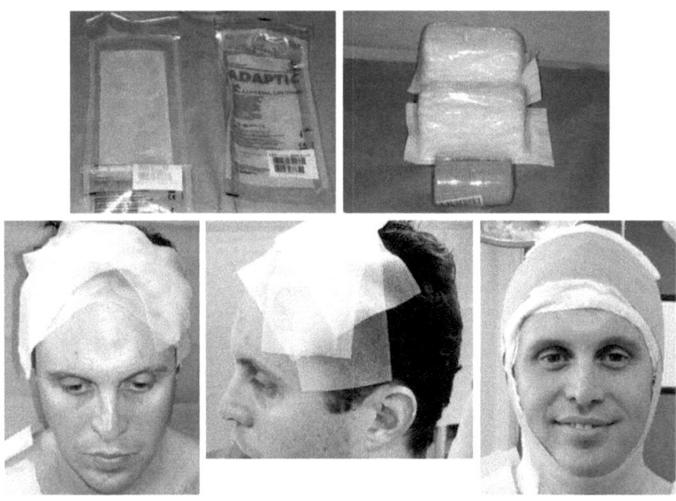

Fig:33 Curativo

Após a conclusão do procedimento, colocar um penso Adaptic impregnado com pomada Polysporin na cabeça do doente sobre o cabelo transplantado. A cabeça é então envolvida em ligaduras Kerlex e numa ligadura Ace de 3 polegadas.

Em alternativa, é preferível utilizar um penso simples de gaze humedecida com uma solução salina e uma ligadura elástica macia.

INSTRUÇÃO PÓS-OPERATÓRIA

O penso selecionado é mantido no local durante 48 horas. Em seguida, o doente pode lavar suavemente o cabelo diariamente com um produto suave, como o champô para bebés da Johnson & Johnson.

Não é permitido conduzir durante as primeiras 24 horas devido aos efeitos secundários da sedação. Os pacientes podem também regressar às suas actividades profissionais no dia seguinte à cirurgia. Recomendamos a utilização de um analgésico como o Tylenol com codeína para o desconforto que o doente sentirá na zona dadora a partir de 6 a 8 horas de pós-operatório. Recomendamos o uso de prednisona 40 mg/dia por 3 dias para evitar inchaço na testa.[52]

É importante que o doente durma durante as primeiras 24 a 48 horas com a cabeça apoiada para diminuir o inchaço. O edema da testa ocorre em 25% dos doentes e pode, após o segundo dia, deslocar-se para as pálpebras e bochechas.

Retirar a ligadura Ace após 24 horas e tomar um duche vestindo os restantes pensos, que podem estar aderentes ao couro cabeludo, e deixar correr água morna sobre eles até que possam sair sem aderir aos enxertos.

Se o doente remover um implante juntamente com os pensos, ocorrerá alguma hemorragia, que pode ser estancada pressionando a área local durante 3 a 5 minutos. O doente deve então lavar o couro cabeludo com um champô ou sabonete anti-sético, tentando remover apenas o sangue seco, mas não as crostas.

Todas as suturas são retiradas ao fim de 7 a 10 dias.[52]

Após 1 mês de pós-operatório, recomendamos a utilização de minoxidil a 5% 30 gotas duas vezes por dia sobre a zona implantada, massajando suavemente e deixando secar naturalmente.

CORRECÇÃO DA CALVÍCIE FEMININA

A causa mais comum de queda de cabelo nas mulheres é a alopecia androgenética; esta ocorre geralmente após os 40 anos de idade, quando as mulheres entram na menopausa, causando o enfraquecimento e a rarefação do cabelo.

A avaliação pré-operatória mais importante é uma história completa e um exame físico e, se indicado, testes laboratoriais selecionados. Se um doente tiver alopecia cicatricial, pode ser necessária uma biopsia do couro cabeludo para fazer o diagnóstico.[13]

A alopecia androgénica feminina tem a sua origem na hormona masculina testosterona, que é produzida nos ovários e nas glândulas supra-renais.

A classificação de Ludwig é a mais utilizada e é simples e bem conhecida. Identificámos quatro padrões diferentes na calvície feminina, dependendo da localização e do aspeto.[35]

Ludwig Classification

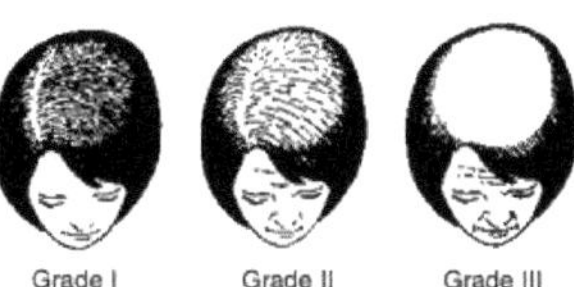

From Ludwig E. Ludwig's classification of female androgenic alopecia. Br J Dermatol 97:247, 1977.

The most common classification used for female androgenetic alopecia is the Ludwig classification.[4] It consists of the following grades:

Grade I   Mild hair loss
Grade II   Moderate hair loss
Grade III   Severe hair loss

Fig. 34 Classificação de Ludwig

ALOPECIA ANDROGENÉTICA

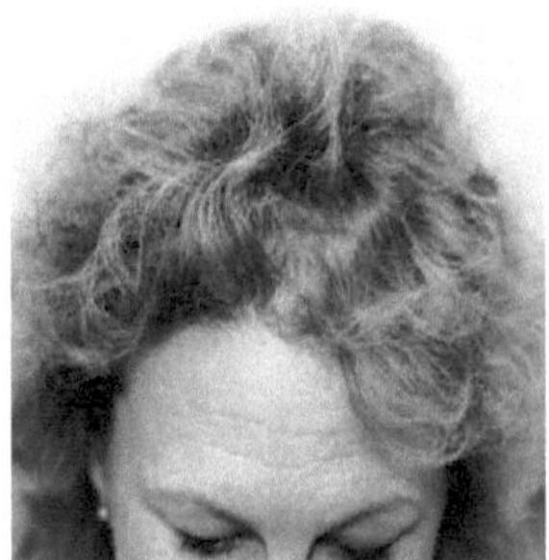

Fig:35 Alopécia adrogénica

A alopecia androgenética, ou calvície comum, é caracterizada por um enfraquecimento progressivo e visível dos cabelos do couro cabeludo em homens geneticamente susceptíveis e em algumas mulheres. O enfraquecimento é causado pela miniaturização gradual dos folículos capilares.[13]

PADRÃO **GEOGRÁFICO**

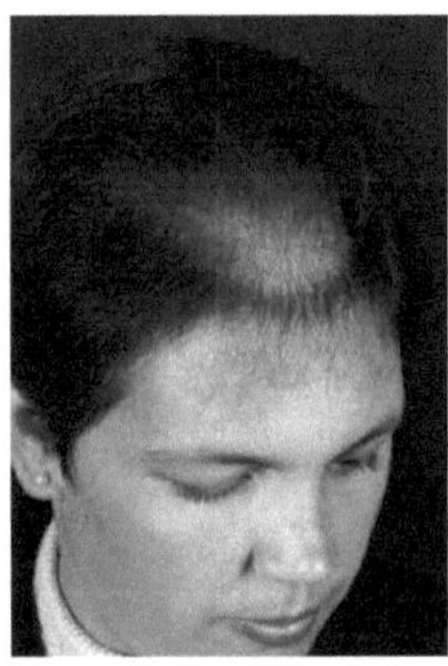

Fig:36 Padrão geográfico

A calvície de padrão geográfico é o tipo mais comum de calvície de padrão feminino. Inicia-se a 1 a 2 cm da linha frontal do cabelo e estende-se pela região posterior até à coroa, como se pode ver nesta mulher de 28 anos. Este tipo de calvície é de natureza progressiva, acentuando-se com a idade e acabando por atingir a região occipital e temporoparietal.

É importante avaliar o doente e fazer um diagnóstico diferencial das alopecias provocadas por medicamentos, stress e dietas drásticas, que podem levar ao eflúvio telógeno de todo o couro cabeludo.

PADRÃO FRONTAL

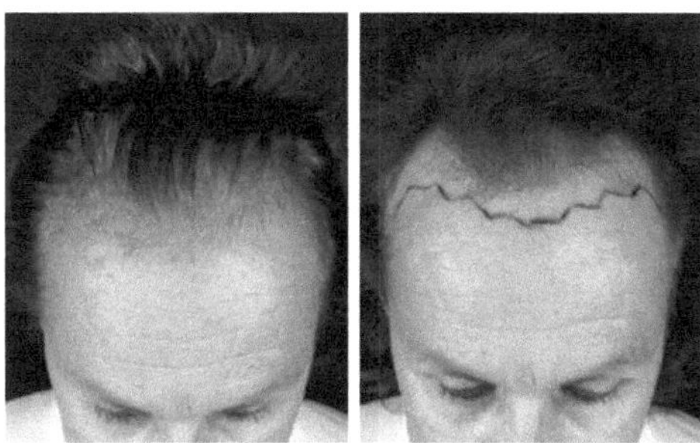

Fig:37 Padrões frontais

O padrão frontal é também um padrão de calvície feminina muito comum, no qual a linha do cabelo recua e grande parte da testa do doente parece alargada, produzindo um aspeto muito forte e áspero no rosto feminino, como se vê neste doente. O objetivo do transplante é criar uma nova linha de cabelo mais baixa para reenquadrar o rosto e suavizar o contorno facial.

RECESSÃO TEMPORAL

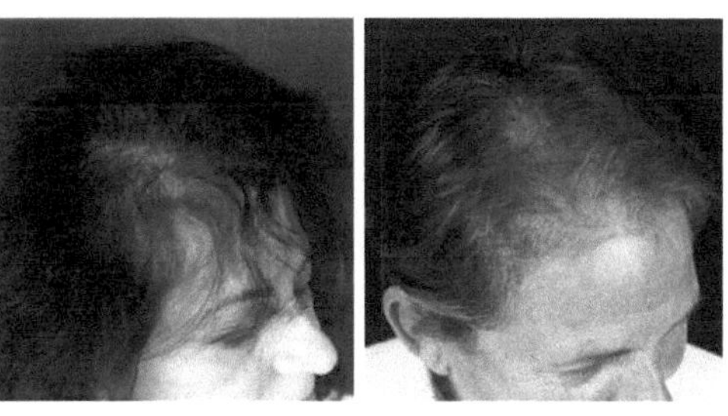

Fig:38 Recessão Temporal

ALOPÉCIA DIFUSA

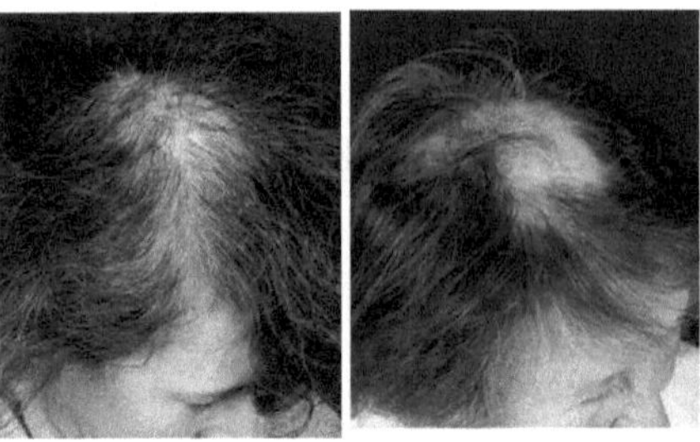

Fig:39 Alopécia difusa

A alopécia difusa afecta todo o couro cabeludo. Há uma perda extensa de cabelo, envolvendo também a região cervical posterior, que é a área dadora típica para a colocação de unidades foliculares.

Diferencia-se dos outros padrões pelo facto de não haver enfraquecimento do cabelo; o cabelo remanescente é forte e espesso (esquerda). Esta condição deve ser diferenciada da alopecia cicatricial (direita), em que as áreas atróficas se localizam numa região mais concentrada do couro cabeludo, para a qual os enxertos ou retalhos oferecem resultados positivos.

Na alopecia difusa, é necessária uma avaliação completa para verificar se o doente tem uma área dadora adequada da qual possam ser colhidos enxertos adequados, e o doente deve ser alertado para esta possível limitação.

TÉCNICA

A introdução da técnica punctiforme utilizando unidades foliculares (UFs) foi um passo significativo no tratamento da calvície feminina, com a possibilidade de melhorar a densidade da área calva com até 4000 a 5000 cabelos.

O método é semelhante ao utilizado nos homens; as unidades foliculares são colhidas na zona do pescoço, onde se encontra a melhor qualidade histológica das unidades foliculares. Preferimos retirar uma elipse do couro cabeludo, suficientemente grande para preencher a área recetora que pretendemos tratar.

O procedimento é efectuado com o doente sob sedação e anestesia local.

O cabelo feminino é mais fino do que o masculino, pelo que preferimos implantar mais FUs com hastes de dois e três cabelos do que com cabelos simples. Na linha do cabelo frontal, misturamos FUs simples com hastes de um ou dois cabelos. Na área recetora, deixamos o cabelo restante intacto e não cortamos o cabelo.

É importante efetuar a técnica tumescente de balonização do couro cabeludo 5 a 10 minutos antes do início do procedimento de implantação. É administrada uma infiltração maciça de soro fisiológico com epinefrina 1:120.000 para obter edema e isquémia do couro cabeludo. Para a colocação do cabelo, utilizamos lâminas microcirúrgicas n.º 11.

Após a cirurgia, aplicamos compressas de gaze húmida e uma ligadura na área replantada durante 24 horas, após as quais a paciente pode retirar a ligadura e lavar o cabelo suavemente com champô Johnson's baby. Normalmente, espera-se ver o resultado final nas mulheres aos 15 meses de pós-operatório. O cabelo cresce mais comprido e mais fino no início e torna-se mais espesso após 2 anos.

COMPLICAÇÕES E PROCEDIMENTOS SECUNDÁRIOS DE TRANSPLANTE CAPILAR

Após 3 a 4 meses, podem aparecer alguns quistos de retenção de óleo, que podem ser rompidos com uma agulha descartável e limpos com uma solução anti-séptica. Este procedimento pode ser efectuado no consultório ou em casa.

O uso de minoxidil tópico a 5% durante 3 a 4 meses. Esta medicação demonstrou ser eficaz na queda de cabelo de padrão feminino2,14,15 , iniciando-se no primeiro mês de pós-operatório para evitar a queda de cerca de 20% do cabelo remanescente, que é muito comum nos primeiros 3 a 4 meses.

O doente deve ser alertado para este eflúvio telogénico, para não ser surpreendido quando este ocorre. Estão a ser realizados vários estudos para determinar a eficácia de novas terapias, nomeadamente a inasterida16-18 e o Avicis, disponível na América do Sul e na Europa.

Os doentes devem ser informados de que não devem pintar o cabelo durante 1 mês após a cirurgia; os produtos de coloração atualmente disponíveis no mercado podem ser destrutivos para os bolbos capilares.

Os doentes também têm de ter cuidado com a utilização de produtos abrasivos e alergénicos no couro cabeludo.

Se a mulher desejar mais densidade capilar, pode ser marcada outra sessão, após 15 meses, quando o resultado final do primeiro implante será evidente. O procedimento é o mesmo, e se a área doadora da paciente for adequada, podemos colher quantos FUs ela precisar.

COMPLICAÇÕES APÓS O TRANSPLANTE CAPILAR

COMPLICAÇÕES GERAIS

HICCUPS

Os soluços podem ocorrer durante a cirurgia de transplante capilar. O paciente está em posição supina, geralmente sedado, e seus movimentos respiratórios são reduzidos devido à respiração abdominal. Os soluços podem aparecer quando o paciente fala excessivamente durante a cirurgia ou quando fica eufórico, devido à estimulação dos músculos da barriga.

HERPES ZOSTER

O herpes zoster, ou herpes zoster, é uma manifestação pós-operatória muito rara, mas quando ocorre, normalmente é dolorosa para o paciente e pode iniciar-se no quarto ou quinto dia de pós-operatório. O paciente apresenta uma lesão cutânea com vesículas duras e vermelhas e uma intensa reação inflamatória envolvendo os trajetos dos ramos nervosos sensitivos.

DERMATITE SEBORREICA

Os doentes com couro cabeludo oleoso têm maior probabilidade de desenvolver uma grande quantidade de crostas e escamas seborreicas no pós-operatório. Isto leva a um prurido significativo e a uma descamação oleosa (caspa), com eritema e exsudado. A dermatite seborreica é agravada pelo stress físico e emocional, sendo mais provável que ocorra em doentes com estas tendências.

COMPLICAÇÕES NO LOCAL DO DADOR

SANGRAMENTO

Quando a elipse doadora de cabelos é colhida na região occipital posterior, o cirurgião pode cortar alguns ramos da artéria occipital nas bordas extremas da elipse, semelhante ao que pode ocorrer quando as bordas da ferida são minadas para facilitar o fechamento. Estes pequenos vasos podem sangrar no pós-operatório se não se conseguir uma coagulação suficiente, o que ocorre principalmente em doentes excitáveis e hipertensos.

DEISCÊNCIA DA FERIDA

A deiscência da ferida no couro cabeludo é muito rara, mas pode ocorrer depois de as suturas serem reposicionadas, quando o doente faz movimentos bruscos da cabeça ou quando o sono exerce uma tensão excessiva sobre a nova cicatriz da zona dadora.

HIPERESTESIA E HIPOESTESIA

A hiperestesia é muito rara e pode sugerir a presença de um neuroma, que é doloroso ao toque ou à compressão.

A hipoestesia é uma manifestação mais frequente e pode durar de 3 a 12 meses de pós-operatório. Essa perda temporária de sensibilidade ocorre mais na região superior, acima da cicatriz horizontal.

EFLÚVIO TELÓGENO

O eflúvio telógeno ocorre como resultado de isquemia que resulta em tensão excessiva (aperto) no fecho da zona dadora. Alguns pacientes podem apresentar afinamento do cabelo 2 semanas após a cirurgia.

ALARGAMENTO DAS CICATRIZES E CICATRIZES HIPERTRÓFICAS

O alargamento da cicatriz e a cicatriz hipertrófica são as manifestações mais frequentes que encontramos quando a ferida não é tratada corretamente. A tentativa de fechar a incisão com tensão sem minar o bordo leva a um alargamento da cicatriz na zona dadora ou, mais raramente, a uma cicatriz hipertrófica.

CICATRIZES DE PERFURAÇÃO

Alguns cirurgiões preferem colher punções da região posterior, produzindo pequenas cicatrizes como "ilhas". Isto danifica a área doadora e produz cicatrizes que dificultam a colheita secundária de uma elipse pilosa.

COMPLICAÇÕES NO LOCAL RECEPTOR

QUERATOSE ACTÍNICA E ERITEMA SOLAR

É essencial avaliar cuidadosa e minuciosamente a área calva a ser tratada durante a primeira consulta pré-operatória do paciente. As condições locais determinarão o sucesso ou o fracasso da produção de cabelo, e a avaliação pré-cirúrgica também permite ao cirurgião conceber um programa de tratamento local e sistémico para o paciente.

PRÓTESES CAPILARES

Este método provocou fibrose, um processo cicatricial intenso, reação inflamatória e alopecias de tração que prejudicaram o crescimento da UF.

CABELO SINTÉTICO

A utilização de cabelos artificiais também causou problemas significativos no passado, como um processo inflamatório, rejeição e formação de granulomas, sendo necessário remover esses materiais aloplásticos, deixando o couro cabeludo repousar durante 3 a 4 meses, antes de se iniciar um programa de transplante capilar.

INCHAÇO

O inchaço é uma manifestação frequente da cirurgia de transplante capilar. Dez por cento dos nossos pacientes desenvolvem edema da testa e das pálpebras, que geralmente aparece entre o segundo e o quarto dia de pós-operatório. O inchaço ocorre como resultado do balonamento do couro cabeludo devido à infiltração de solução salina tumescente, que por vezes pode migrar para a testa e as pálpebras.

O doente é aconselhado a deitar-se num ângulo de 30 graus para descansar e dormir, o que só acontece a partir do segundo dia de pós-operatório, quando o inchaço começa a diminuir.

MILIA

A milia é uma complicação rara, podendo ocorrer após a segunda semana de pós-operatório com a formação de pústulas e vesículas em toda a área implantada. Pode ter uma origem infecciosa, pode ser causada por secreções oleosas excessivas das glândulas sebáceas ou pode ser atribuída a uma má higiene.

QUISTOS E GRANULOMAS

Os quistos e granulomas surgem normalmente após o terceiro mês de pós-operatório, altura em que o cabelo começa a crescer e a exteriorizar-se pelo couro cabeludo. As glândulas sebáceas das unidades foliculares produzem uma quantidade excessiva de material ecrínico. Quando os orifícios são selados ou cicatrizados, os cabelos iniciam um processo inflamatório, produzindo cistos que devem ser rompidos e eliminados com pinça cirúrgica e a região limpa com sabonete ou solução anti-séptica, processo de tratamento semelhante ao dos cistos da epiderme.

FRACO CRESCIMENTO DO CABELO

O fraco crescimento do cabelo, embora seja uma manifestação rara, é um resultado indesejável que tanto o paciente como o cirurgião querem evitar. A principal causa é uma área dadora com má qualidade do cabelo e baixa densidade.

LINHA DE CABELO RECTA

Quando começámos a realizar a técnica de transplante capilar punctiforme em 1986, era comum colocar os enxertos capilares anteriores numa linha bastante reta, o que resultava numa linha de cabelo de aspeto artificial.

CABELOS ARREPIADOS E FILEIRAS DE MILHO

Os cabelos emplastados e as linhas de milho são uma manifestação cicatricial interna, que ocorre principalmente em pacientes com cabelos grossos e oleosos. Formam-se elevações nodulares que podem ser vistas e sentidas, semelhantes a filas de milho, porque os enxertos implantados eram maiores (quatro ou cinco cabelos) e foram implantados demasiado próximos numa fila.

ENXERTOS DE PUNÇÃO INDESEJÁVEIS

 A técnica de Orentreich10 , utilizada nas décadas de 1950 e 1960, foi revolucionária e trouxe uma grande contribuição para a cirurgia da calvície. Hoje, porém, com o uso do transplante capilar de unidades foliculares, os resultados dessa técnica anterior são reconhecidos como longe do ideal, produzindo resultados indesejáveis para os pacientes, que ainda procuram centros de restauração capilar para corrigir e eliminar os cabelos transplantados dessa forma.

ENXERTOS FOLICULARES CAPILARES INDESEJÁVEIS

Os cabelos implantados podem ser indesejáveis em certas regiões, como a região temporal anterior. Principalmente nos homens, onde a recessão temporal é progressiva ao longo dos anos, a pele e o cabelo são mais finos. Não recomendamos a substituição de cabelo nesta região, uma vez que se tornará visível e isolado do contorno facial à medida que a linha do cabelo recua.

<u>CONCLUSÃO</u>

Atualmente, a cirurgia oral e maxilofacial é uma especialidade cirúrgica estabelecida tanto na medicina dentária como na medicina. O transplante capilar registou vários desenvolvimentos, mas ainda se encontra na sua fase inicial. O procedimento é uma técnica orientada para a perícia e os cirurgiões maxilofaciais estão muito bem equipados tecnicamente para efetuar cirurgias de transplante capilar. Felizmente, obteve o apoio de organismos legais como o DCI e o Clinical Establishment Act. O currículo detalhado e o facto de ser um dos verdadeiros especialistas da região da cabeça e do pescoço fazem da cirurgia maxilofacial uma das especialidades mais qualificadas, tanto do ponto de vista ético como clínico, para realizar transplantes capilares com a máxima perfeição.

Os cirurgiões que efectuam procedimentos de transplante capilar devem estar equipados para restaurar patilhas, a linha temporal, retroauricular e áreas do couro cabeludo. Uma base sólida em anatomia e fisiologia é essencial para produzir resultados bem sucedidos. À medida que a nossa compreensão da anatomia e fisiologia do cabelo tem vindo a aumentar, tornou-se claro que a sobrevivência óptima do enxerto e o crescimento final do cabelo dependem do transplante de mais do que apenas hastes de cabelo nuas. A avaliação pré-operatória mais importante é uma história completa e um exame físico e, se indicado, testes laboratoriais selecionados e um planeamento adequado, juntamente com a educação do paciente.

Centrado numa série de "juízos estéticos" importantes que devem ser feitos para garantir o melhor resultado cosmético quando se realiza um transplante folicular, na cirurgia de restauração capilar, o objetivo do cirurgião deve ser sempre direcionado para encontrar formas de imitar com precisão a natureza. O equipamento e os instrumentos corretos estão disponíveis para garantir bons resultados e uma gestão segura do paciente.

Os avanços nas tecnologias de restauração capilar que implementam a extração robótica, manual ou motorizada de unidades foliculares facilitaram a otimização dos resultados. As modalidades de tratamento adjuvante, incluindo a robótica e as injecções de plasma rico em plaquetas, têm demonstrado utilidade no aumento do transplante.

A queda de cabelo pode ser uma condição inevitável e debilitante para algumas pessoas. No entanto, através da utilização de técnicas não cirúrgicas e cirúrgicas, este processo pode ser invertido e até curado.

BIBLOGRAFIA

1. Bouhanna P. Minoxidil tópico utilizado antes e depois do transplante capilar. J Dermatol Surg Oncol. 1989 Jan;15(1):50-3. doi: 10.1111/j.1524-4725.1989.tb03112.x. PMID: 2910964.

2. Muller M, Jasmin JR, Monteil RA, Loubiere R. Embryology of the hair follicle (Embriologia do folículo piloso). Early Hum Dec. 1991 Oct;26(3):159-66. doi: 10.1016/0378-3782(91)90155-v. PMID: 1773742.

3. Limmer B. Elliptical Donor Stereoscopically Assisted Micrografting as an Approach to Further Refinement in Hair Transplantation december 1994.doi.org/10.1111/j.1524-4725.1994.tb03706.

4. Philpott MP, Sanders DA, Kealey T. Whole hair follicle culture (cultura de folículos pilosos inteiros). Dermatol Clin. 1996 Oct. 1996 Oct;14(4):595-607. doi: 10.1016/s0733-8635(05)70387-9. PMID: 923831

5. Bernstein RM, Rassman W. A estética do transplante folicular. Dermatol Surg 1997 1997 Sep;23(9):785-99. doi: 10.1111/j.1524-4725.1997.tb00419. PMID: 9311373

6. Birch MP, Messenger JF, Messenger AG. Hair density, hair diameter and the prevalence of female pattern hair loss (Densidade do cabelo, diâmetro do cabelo e prevalência de queda de cabelo de padrão feminino). Br J Dermatol. 2001 Feb;144(2):297-304. doi: 10.1046/j.1365-2133.2001.04018.x. PMID: 11251562.

7. Olsen EA, Dunlap FE, Funicella T, Koperski JA, Swinehart JM, Tschen EH, Trancik RJ. A randomized clinical trial of 5% topical minoxidil versus 2% topical minoxidil and placebo in the treatment of androgenetic alopecia in men. J Am Acad Dermatol. 2002 Sep;47(3):377-85. doi: 10.1067/mjd.2002.124088. PMID: 12196747.

8. Stenn KS, Cotsarelis G. Bioengineering the hair follicle: fringe benefits of stem cell technology Curr Opin Biotechnol. 2005 Oct.doi.org/10.1016/j.copbio.2005.08.002

9. Stough D, Stenn K, Haber R, Parsley WM, Vogel JE, Whiting DA, Washenik K. Psychological effect, pathophysiology, and management of androgenetic alopecia in men. Mayo Clin Proc. 2005 Oct;80(10):1316-22. doi: 10.4065/80.10.1316. PMID: 16212145.

10. Uebel CO, da Silva JB, Cantarelli D, Martins P. O papel dos factores de crescimento do plasma plaquetário na cirurgia da calvície de padrão masculino. Plast Reconstr Surg. 2006 Nov 118(6):1458-1466.doi: 10.1097/01.prs.0000239560.29172.33.

11. Khanna M. Cirurgia de transplante capilar. Indian J Plast Surg. 2008 Oct PMID: 20174544

12. Aslani FS, Dastgheib L, Banihashemi BM. Hair counts in scalp biopsy of men and females with androgenetic alopecia compared with normal subjects. J Cutan Pathol. 2009 Jul;36(7):734-9. doi: 10.1111/j.1600-0560.2008.01149.x. PMID: 19519605.

13. Yip L, Rufaut N, Sinclair R. Role of genetics and sex steroid hormones in male androgenetic alopecia and female pattern hair loss: an update of what we now know. Australas J Dermatol 2011 May;52(2):81-8 doi: 10.1111/j.1440-0960.2011.00745.

14. Haider M. Radiation- and Chemotherapy-Induced Permanent Alopecia: Série de casos. Jan 2013 doi.org/10.2310/7750.2012.12033.

15. Childs J M e Sperling L C. Jan 2013 Histopatologia da queda de cabelo cicatricial e não cicatricial.doi.org/10.1016/j.det.2012.08.001

16. Sethi P, Bansal A. Transplante capilar direto: uma técnica de extração de unidades foliculares modificada. J Cutan Aesthet Surg. 2013 abril. 6(2): 100-105. doi: 10.4103/0974-2077.112672 PMCID: PMC3764754 PMID: 24023433.

17. Unger Robin H. Aug 2013 Restauração capilar feminina Facial Plast Surg Clin North Am 2013 Aug;21(3):407-17 doi: 10.1016/j.fsc.2013.05.011

18. Umar S. Utilização de pêlos do corpo e da barba no restauro capilar. Facial Plast Surg Clin North Am. 2013 Ago.

19. Asuk Mehmet 2013 Doença de Graves associada à alopecia areata que se desenvolve após tiroidite de Hashimoto 2013.doi.org/10.1272/jnms.80.467.

20. Farjo B, Farjo N, Williams G. Transplante de cabelo em alopecia de cicatriz de queimadura. Cicatrizes Queimadura Cura 2015 Out.

21. Tabaie, Mehdi & Ardestani, Hoda & Azizjalali, Mir. (2016). O efeito de uma sessão de terapia a laser de baixo nível de unidades foliculares extraídas no resultado do transplante de cabelo. Jornal de lasers em ciências médicas

22. Chatterjee M, Neema S, Vasudevan B, Dabbas D. Transplante de Pestanas para o Tratamento da Leucotricia de Pestanas Associada ao Vitiligo. J Cutan Aesthet Surg. 2016 abril.

23. Mahapatra S, Kumar D, Subramanian V, Chakrabarti SK, Deb KD. Study on the Efficacy of Platelet-rich Fibrin Matrix in Hair Follicular Unit Transplantation in Androgenetic Alopecia Patients (Estudo sobre a eficácia da matriz de fibrina rica em

plaquetas no transplante de unidades foliculares capilares em doentes com alopecia androgenética). J Clin Aesthet Dermatol. 2016 Sep;9(9):29-35. Epub 2016 Sep 1. PMID: 27853485; PMCID: PMC5104307.

24. Katoulis AC, Diamanti K, Sgouros D, Liakou AI, Alevizou A, Bozi E, Damaskou V, Panayiotides I, Rigopoulos D. Alopecia Fibrosante Frontal e Vitiligo: Coexistência ou Associação Verdadeira? Skin Appendage Disord. 2017 Jan;2(3-4):152-155. doi: 10.1159/000452449. Epub 2016 Nov 3. PMID: 28232924; PMCID: PMC5264360.

25. Lie C, Liew CF, Oon HH. Alopecia e a síndrome metabólica. Clin Dermatol. 2018 Jan-Fev; 36 (1): 54-61. doi: 10.1016 / j.clindermatol.2017.09.009. Epub 2017 Sep 8. PMID: 29241753.

26. Navarro RM, Pino A, Martinez-Andres A, Molina C, Martinez AM, Martinez N, Orive G, Anitua E. O efeito do plasma rico em factores de crescimento combinado com a cirurgia de extração de unidades foliculares para o tratamento da queda de cabelo: Um estudo piloto. J Cosmet Dermatol. 2018 Oct.

27. Sharma R, Ranjan A. Transplante capilar de extração de unidades foliculares (FUE): Curves Ahead. J Maxillofac Oral Surg. 2019 Dec

28. Li KT, Qu Q, Fan ZX, Wang J, Liu F, Hu ZQ, Miao Y. Experiência clínica na megasessão de extração de unidades foliculares para alopecia androgenética grave. J Cosmet Dermatol. 2020 junho.

29. Marwah MK, Mysore V. Área do destinatário. Revista de Cirurgia Cutânea e Estética.

30. Shishir Dhar, Anshul Sawhney e Megha Ralli. Cirurgia Maxilofacial e Transplante Capilar: J Maxillofacial OralSurg. 2023 Mar. doi: 10.1007/s12663-020-01479-9.

31. Kavish Chouhan, Gillian Roga. Transplante capilar na alopecia androgenética2021:1;20doi:10.25259/CSDM_14_2021.

32. Transplante de adiposo hibridizado com plasma rico em plaquetas Talei (PHAT) para o tratamento da queda de cabelo. julho de 2021.

33. Gillian Roga, Naveen Thomas. Transplante capilar em 20211 doi:10.25259/CSDM_55_2021

34. Francisco Jimenez MD, Majid Alam PhD, JamesE. Vogel MD, Marc Avram MD Transplante de cabelo: Basic overview.2021.doi.org/10.1016/j.jaad.2021.03.124

35. Philpott MP, Sanders DA, Kealey T. Whole hair follicle culture (cultura de folículos capilares inteiros). Dermatol Clin. 1996 Oct.

36. . Australas J Dermatol. 2011 May;52(2):81-8. doi: 10.1111/j.1440-0960.2011.00745.x. Epub 2011 Mar 29. PMID: 21605090

37. Norwood Ot. Calvície de padrão masculino: classificação e incidência. South Med J 68:1359-1365, 1975. 10. Ludwig E. Classification of the types of androgenetic alopecia (common baldness) occurring in the female sex. Br J Dermatol 97:247-254, 1977.

38. Ellis Ja, Skebbing M, Harrap SB, et al. Polymorphism of the androgen recetor gene is as sociated with male pattern baldness. J Invest Dermatol 116:452-455, 2001.Li r, Brockschmidt FF, Kiefer aK, et al. Six novel susceptibility loci for early-onset a drogenetic alopecia and their unexpected association with common diseases. PLoS Genet 8:e1002746, 2012

39. Garza La, Liu Y, Yang Z, et al. A Prostaglandina D2 inibe o crescimento do cabelo e está elevada no couro cabeludo calvo de homens com alopecia androgenética. Sci transl Med 4:126ra34, 2012.

40. Khidir KG, Woodward DF, Farjo NP, et al. a terapia de glaucoma relacionada à prostamida, bima toprost, oferece uma nova abordagem para o tratamento de alopecias do couro cabeludo. FaSEB J 27:557-567, 2013.

41. Harries MJ, Sinclair rD, MacDonald-Hull S, et al. Management of primary cicatricial alo pecias: options for treatment. Br J Dermatol 159:1-22, 2008.

42. Seager DJ. Tamanho do microenxerto e sobrevivência subsequente. Dermatol Surg 23:757, 1997

43. Norwood Ot. Calvície de padrão masculino: classificação e incidência 1975.

44. Ludwig E. Classificação dos tipos de alopecia androgenética (calvície comum) que ocorre no sexo feminino 1977.

45. Ellis Ja, Skebbing M, Harrap SB, et al. Polymorphism of the androgen recetor gene is as sociated with male pattern baldness 2001.

46. Li r, Brockschmidt FF, Kiefer aK, et al. Seis novos loci de suscetibilidade para a alopecia androgenética de início precoce e a sua associação inesperada com doenças comuns 2012.

47. Garza La, Liu Y, Yang Z, et al. A Prostaglandina D2 inibe o crescimento do cabelo e está elevada no couro cabeludo calvo de homens com alopecia androgenética 2012.

48. Khidir KG, Woodward DF, Farjo NP, et al. a terapia de glaucoma relacionada com a prostamida, bima toprost, oferece uma nova abordagem para o tratamento de alopecias do couro cabeludo 2013.

49. Harries MJ, Sinclair rD, MacDonald-Hull S, et al. Management of primary cicatricial alopecias: options for treatment 2008.

50. Bernstein RM, Rassman W. A estética do transplante folicular. Dermatol Surg 1997.

51. Rulon E, Safranek S, Gauer R. Inquéritos clínicos: qual é a melhor abordagem diagnóstica para a alopecia nas mulheres 2009.

52. Hair Transplantation The Art of Follicular Unit Micrografting and Minigrafting por Alfonso Barrera, Carlos Oscar Uebel.

53. Barrera A. Tomada de decisões clínicas no transplante capilar. Em Nahai F, ed. A Arte da Cirurgia Estética: Principles & Techniques, ed 2. St Louis: Quality Medical Publishing, 2011.

54. Barrera A. Hair transplantation (Transplante capilar). Em Lin SJ, Mustoe TA, eds. Aesthetic Head and Neck: An Operative Atlas. New York: McGraw-Hill, 2013. 5. Barrera A. Transplante de cabelo. In

55. Carniol P, Monheit G, eds. Aesthetic Rejuvenation in Clinical Practice (Rejuvenescimento Estético na Prática Clínica). Londres: Informa Healthcare, 2009.

.

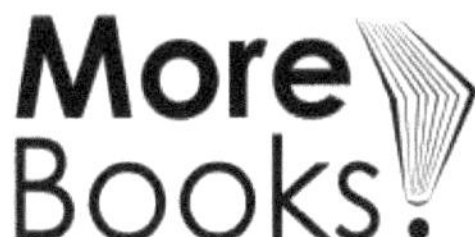

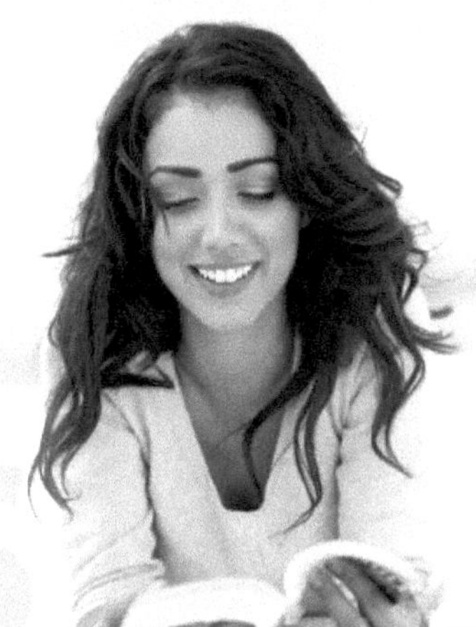

I want morebooks!

Buy your books fast and straightforward online - at one of world's fastest growing online book stores! Environmentally sound due to Print-on-Demand technologies.

Buy your books online at
www.morebooks.shop

Compre os seus livros mais rápido e diretamente na internet, em uma das livrarias on-line com o maior crescimento no mundo! Produção que protege o meio ambiente através das tecnologias de impressão sob demanda.

Compre os seus livros on-line em
www.morebooks.shop

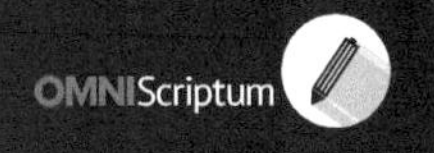

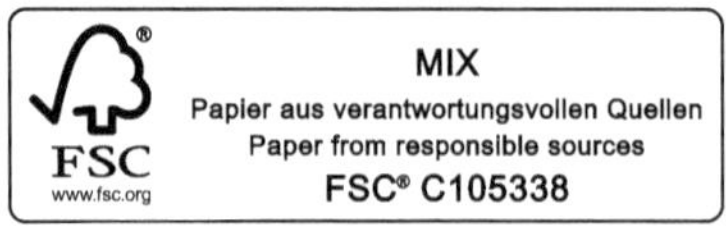

Printed by Books on Demand GmbH, Norderstedt / Germany